얼굴은 아름답게
몸은 날씬하게 만드는

아침단식

MORNING FASTING

해독이 이루어지는 시간?
몸과 마음을 맑고 건강하게 만드는 비결을 찾아라

얼굴은 아름답게
몸은 날씬하게 만드는

아침단식

지은이 | 백승헌
펴낸이 | 배기순
펴낸곳 | 하남출판사

초판1쇄 발행 | 2015년 5월 15일
등록번호 | 제10-0221호
서울시 종로구 관훈동 198-16 남도B/D 302호
전화 (02)720-3211(代) | 팩스 (02)720-0312
홈페이지 http://www.hnp.co.kr
e-mail: hanamp@chollian.net, hanam@hnp.co.kr

ⓒ 백승헌, 2015

ISBN 978-89-7534-229-5(13510)

얼굴은 아름답게
몸은 날씬하게 만드는

아침단식

백승헌 지음

MORNING FASTING

해독이 이루어지는 시간?
몸과 마음을 맑고 건강하게 만드는 비결을 찾아라

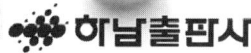 하남출판사

얼굴을 보호하고 아름답게 만드는 것은 가치 있는 일이다

선진국일수록 얼굴과 다이어트에 대한 관심은 높습니다.

얼굴을 젊게 아름답게 하려는 온갖 화장품들과 미용기구, 수없이 다양한 다이어트요법 등이 풍미하고 있습니다. 너무나 극심한 다양성 때문에 어느 것을 믿고 선택해야 할지 알 수가 없습니다. 그 중 대다수는 정보의 홍수에 떠밀리거나 달콤한 마케팅에 현혹되어 시간과 비용을 소비하기만 하고 효과를 보지 못하는 경우가 많습니다. 모든 제품과 다이어트요법들은 저마다 자신의 것과 자신의 방법이 최고라고 외칩니다.

과연 어떤 것을 선택해야 할까요? 우선 다이어트를 예로 들자면, 기존의 다이어트는 '무엇을 먹어라'고 하며 식품, 약, 음식에 초점을 맞췄습니다. 또 얼굴은 매스미디어를 통한 광고로 아름다운 모델을 등장시켜 어떤 화장품을 구입하라는데 초점이 맞춰져 있습니다. 셀 수도 없는 다양한 제품들이 모두 탁월한 효과를 홍보하기에 급급했습니다.

그런데 이 책에서는 그러한 마케팅의 개념을 송두리째 뒤엎었습니다. 요요현상 없는 다이어트를 하자면 '아침단식을 하라'고 합니다. 한마디로 '먹지마라'는데 초점이 맞춰져 있습니다. 그것도 무조건 끼니를 굶거나 거르거나 하는 식이 아닙니다. 과학적인 논문과 통계, 실험과 검증의 결과를 제시하며 아침단식의 효과를 설명하고 있습니다. 또한 한의학적인 원리로 아침 시간의 해독과 공복효과를 이치에 맞게 알려줍니다.

얼굴에 대해서도 그전과 다른 개념을 제시합니다. 다이어트의 결과가 얼굴로 나타나고 얼굴은 인체의 계기판으로 두뇌와 장부의 기능이 나타난다고 합니다. 특히 그 전의 단식이나 건강서적에서 언급한 적이 없는 '얼굴은 유해한 화학성분의 실험장을 방불하게 한다'는 명제입니다. 아침에 일어나자마자 사용하는 치약, 비누, 샴푸, 화장품까지 거의 전부가 화학성분이 함유된 제품들입니다. 얼굴을 유해한 화학성분이 집중적으로 공격한다는 표현이 정확히 맞습니다.

나는 이 책의 원고를 읽으면서 많은 공감을 느꼈습니다. SBS 스페셜의 '끼니 반란'에서 방영한 〈1일 1식〉과 〈간헐적 단식〉, 〈간헐적 단식 그 후 100일간의 기록〉이라는 세 프로그램을 시청한 내용을 체계적으로 이해할 수 있었기 때문입니다. 막연히 알고 있던 '아침은 황제처럼'의 상식에서 '아침단식'으로, 얼굴은 아름답게 몸은 날씬하게 되는 건강법을 새롭게 발견한 것입니다.

기존의 얼굴 미용이나 다이어트법을 보면 대부분은 엄청난 시간과 비용이 들어갑니다. 한데 아침단식은 시간과 비용이 들지 않습니다. 오히려 시간과 비용을 줄이며 건강해지고 체내의 독소와 노폐물을 배출합니다.

특히 개인적으로 유해한 화학성분이 함유된 생활용품의 폐해를 잘 아는 입장에서 이 책의 내용은 반드시 숙지할 필요가 있다고 생각합니다. 수많은 사람들이 아침이 되면 사용하는 생활용품들을 생각해봅시다. 비누, 치약, 샴푸, 화장품 등에는 유해한 화학성분이 함유되어 있습니다. 피부를 공격하는 아토피, 트러블, 기미, 잡티, 비립종 등으로 인한 수많은 피부질환자들, 그들이 어쩌면 아침마다 사용하는 유해한 화학적 화장품의 피해자들인지도 모릅니다.

나는 오래전부터 인체에 무해한 생활용품과 화장품의 생산을 주장하며 실천하고 있습니다. 진정 소비자를 사랑하는 인본주의가 있다면, 천연성분의 제품을 만드는 것이 건강과 아름다움을 위해서 반드시 필요하다고 믿고 있습니다.

인체에서 가장 소중한 얼굴을 보호하고 젊고 아름답게 만드는 것은 가치 있는 일입니다. 세계적인 장수촌 노인들이나 장수인들을 보면 얼굴이 젊고 피부가 좋다는 것은 많은 사람들이 알고 있거나 느끼는 사실입니다. 개인적으로 인체에 무해한 천연성분의 화장품 회사를 경영하면서 느꼈던 점을 이 책에서는 정확하게 지적하고 해결책을 제시했습니다.

끝으로 나는 '아침단식'이 한국인의 식생활과 유해한 화학성분의 공격을 막아주는 혁명의 횃불이 될 것이라 생각하며 추천을 하고 싶습니다. 단순히 단식을 하여 건강만을 추구하는 것이 아니라, 얼굴은 아름답게 몸은 날씬하게 만드는 것이 더욱 가치가 있는 것입니다. 따라서 모든 한국인들에게 이 한권의 책이 건강과 행복한 삶을 누릴 수 있도록 기여하는 기폭제가 될 것이라 믿어 의심치 않습니다.

2015년 5월
㈜ 루안코리아 회장 **최 병 진**

얼굴은 아름답게 몸은 날씬하게 만드는 아침단식 해독 건강법

얼굴은 아름답게 몸은 날씬하게 하기 위해서 단식을 한다고?

처음 들어보는 분은 무척 생소하고 의아할 것이다. 건강 때문에 그 힘든 배고픔을 참으며 단식을 하는 것으로 알았는데, 왜 얼굴을 아름답게란 말인가? 몸을 날씬하게는 이해하지만, 얼굴을 아름답게는 이해하기가 쉽지 않다. 어떤 분은 아침단식을 하면 정말 얼굴이 아름다워질 수 있냐며? 따질 수도 있을 것이다.

하지만 이는 과학적으로도 증명할 수 있는 사실이다. 단지 지금껏 장기 단식의 기존관념이 무의식에 입력되어 있어 이해가 빨리 안 될 뿐이다. 쉽게 설명하자면 '건강미'라는 말은 들어보았을 것이다. 인간은 누구나 건강하면 아름다워진다는 뜻이다. 또 건강하면 반드시 인체의 계기판인 얼굴이 아름답게 변하게 되어 있다. 건강하지 못한 상태에서 건강하게 변할 때 아름다움은 저절로 꽃피지 않는가.

정말 아름다워질 것인지는 아침단식을 해보면 안다. 다이어트가 되면 체지방만 빠지는 것이 아니다, 얼굴의 지방과 군살이 빠지며 윤곽이 잡힌다. 한 끼만 안 먹어도 얼굴 살이 빠지는 사람도 있지 않는가. 그렇게 얼굴의 지방과 군살이 빠지면 아름다워지는 것은 당연한 일이다. 아름다움이라고 하면, 미남미녀나 선남선녀를 떠올릴 것이다. 그러나 진정한 아름다움은 자기 고유의 특성이다. 그런 점에서 지구상의 모든 생명체는 생존과 종족보존을 위해서 아름다움을 추구한다.

꽃이 아름다워야 벌과 나비를 부를 수 있고 공작새가 아름다워야 암컷을 유혹할 수 있다. 인간과 달리 동물의 세계에선 수컷이 더 아름다움을 추구하는 경우도 있다. 그러한 자연의 법칙은 다른 말로 표현하면 얼굴은 아름답고 몸은 날씬함으로써 건강미를 표현한다.

SBS스페셜 '끼니 반란'에 출연했던 한의사가 1일 1식을 절대 환자들에게 권유하고 싶지 않다고 한 대사가 있다. 단식을 해본 사람은 안다. 단식은 사실 힘들고 어렵다. 필자도 고등학교 시설부터 단식을 시작했지만 엄청난 배고픔과 허기의 고통이 엄습했다. 단식이 정신력을 강화한다는 말을 실감한다. 그래서 단식원에 가고 전문가의 지도를 받아야 하는 경우도 있다. 필자는 수없이 단식을 했었기 때문에 그러한 과정과 원리를 몸으로 체득했다.

보다 쉽고 고통 없는 단식은 없을까? 그러한 필자의 고민과 연구가 2003년에 출간한 《생활단식 다이어트 & 건강법》의 내용에 고스란히 담겨 있다. 그러나 그 책을 출간한 이후에도 연구해야 할 과제는 많았다. 책을 읽은 독자들의 다양한 질문 때문이었다. 주로 단식의 어려움, 두려움, 장기 단식의 부작용에 관한 것이었다.

단식이 좋은 줄은 알지만 실행할 수 없다거나 단식 후의 몸의 상태가 오히려 나빠졌다는 등의 문제였다. 단식의 부작용 문제에 대해서는 장기 단식은 극단적인 선택으로 올바르게 해야만 한다고 설명해주었다. 하지만 그들은 대개 단식 자체에 대한 회의적인 태도를 지니는 경우가 많았다. 한번 단식의 고통과 부작용 등을 겪으면 트라우마가 생긴다. 그 결과 무의식에 입력되어 단식 자체를 부정하게 된다.

그렇다면 최상의 자연치유법인 단식을 어떻게 해야 할 것인가?

누구나 쉽게 할 수 있고 고통과 부작용이 없는 단식이 무엇일까? 무의식의 거부감이 없이 현재 의식이 적극적으로 받아들이는 단식법이 과연 있을까? 해답은 아침단식에 있었다.

아침단식에 들어가기 전에 우선 개념을 확실히 해야 한다. 흔히 '아침을 굶는다'거나 '아침을 거른다'는 표현과 아침단식은 전혀 다르다. 인간의 무의식속에는 굶주림의 공포가 있다. 한데 아침을 굶는다거나 거른다고 생각하면 공포를 유발시켜 점심과 저녁의 보상심리가 일어난다. 점심을 더 먹거나 저녁을 폭식하는 사태를 유발시킨다. 하지만 아침단식을 한다는 것을 무의식에 입력하면 그런 굶주림의 공포, 보상심리, 폭식 등이 사라진다. 그렇기 때문에 무의식과 현재의식이 정확히 인식되면 아침단식은 기존단식과 전혀 다른 패러다임으로 최상의 효과를 나타낼 수 있다.

이러한 아침단식의 새로운 개념은 콜롬부스의 달걀과도 같이 다른 관점을 제시한다. 단순히 아침을 굶거나 거르는 것과는 전혀 다른 아침단식의 인식이 중요하다. 그러한 원리로 보면 아침단식의 '얼굴은 아름답게 몸은 날씬하게'도 이 책을 읽어가면서 이해될 수 있게 될 것이다.

아침단식을 할 수 없는 체질은 없다. 위장의 소화흡수능력이 좋거나 나쁘거나의 체질적 조건으로 적응이 쉽거나 어려운 정도의 차이는 있다. 그래서 아침식사를 하지 않으면 몸이 후들거리고 무기력해지는 체질을 아침단식을 할 수 있도록 변화시키는 것이 체질개선이다. 아침단식은 충분한 영양공급을 하면서도 해독과 공복 효과를 극대화하는 체질개선이기 때문이다.

아침단식, 왜 좋은가?

① 힘든 장기 단식보다 쉽게 간편하게 할 수 있다.
　　생활에 전혀 지장을 받지 않고 효과를 거둘 수 있다.

② 얼굴과 피부를 맑게 하고 독소를 배출한다.
　　노폐물과 독소를 배출하여 피부를 맑게 하고 몸을 해독한다.

③ 탁월한 다이어트 효과가 있다.
　　칼로리를 줄여 요요현상 없는 다이어트가 되도록 한다.

④ 소화기질환을 비롯한 각종 질환을 치유한다.

　해독과 면역력을 높여 질병을 자연치유하도록 한다.

⑤ 몸의 해독과 공복효과로 두뇌 에너지를 강화한다.

　소화관에 휴식을 주고 뇌기능을 높여 정신을 맑게 한다.

⑥ 아침 시간을 최소한 30분 이상 절약시켜준다.

　훨씬 여유롭게 아침 시간을 보내며 하루를 준비할 수 있다.

⑦ 식자재 준비의 절감으로 30%의 식비를 줄여 준다.

　식비 30%를 저축하거나 문화와 자기계발에 쓸 수 있다.

⑧ 1일 1식처럼 고통스럽지 않고, 간헐적 단식처럼 불규칙적이지

　않으며 규칙적으로 쉽게 변화를 할 수 있다.

　아침 시간은 해독작용이 가장 왕성하게 일어난다. 한 달간의 아침단식으로 1~3킬로의 다이어트 효과가 있고 해독효과가 있다. 인슐린을 비롯한 각종 호르몬 작용이 민감해지고 뇌에 신경영양인자가 다량으로 생성되어 행복한 느낌이 일어나고 몸이 가벼워지는 것을 느낄 수 있다.

　또 만성체증, 비만, 당뇨, 고혈압, 심장질환 등을 예방하거나 치료효과가 있다. 그뿐 아니다, 얼굴은 아름다워지고 몸은 날씬해지며 건강미를 발산되는 효과를 자연스럽게 느낄 수 있을 것이다.

끝으로 이 책이 나오기까지 큰 도움을 주신 김지영님과 김자성 사장님, 이경숙님, 이지현사장님, 추승호사장님, 강정아사장님, 최영란사장님, 정규철사장님, 정재훈목사님, 박혜경님께 감사의 말씀을 전한다.

2015년 5월
의산 **백승헌**

| CONTENTS |

아침단식의 적응도 테스트

A형

1. 아침식사를 하지 않아도 탄력감이나 상쾌감이 유지된다. ☐
2. 아침식사를 하지 않아도 배고픔이 잘 느껴지지 않는다. ☐
3. 아침을 먹을 때도 있고 먹지 않을 때도 가끔씩 있다. ☐
4. 아침식사 대신에 간단하게 샐러드 등만 먹는다. ☐
5. 입맛이 없고 속이 더부룩해서 식사를 하지 않는다. ☐
6. 저녁식사를 과식한 다음날 아침식사는 하지 않는다. ☐
7. 3일 이상의 단식요법을 성공적으로 한 적이 있다. ☐
8. 아침과 점심 2끼니를 안 먹고도 일한 적이 있다. ☐
9. 스트레스를 받거나 긴장되면 아침식사를 하지 않는다. ☐
10. 아침식사 대신에 선식 혹은 유동식(음료)을 먹는다. ☐

B형

1. 아침식사를 하지 않으면 허기가 심하게 느껴진다. ☐
2. 아침식사를 하지 않으면 참을 수 없이 배가 고프다. ☐
3. 아침식사를 하지 않으면 머리가 멍해지고 어지럽다. ☐
4. 아침식사를 하지 않으면 전신 무력감이 느껴진다. ☐
5. 살면서 단 하루도 아침식사를 하지 않는 적이 없다. ☐
6. 아침식사를 하지 않으면 변의가 느껴지지 않는다. ☐
7. 아침식사를 반드시 해야 힘이 생긴다고 생각한다. ☐
8. 아침식사를 하지 않으면 두통과 구역질이 느껴진다. ☐
9. 아침식사를 하지 않으면 속이 쓰리고 불편하다. ☐
10. 아침식사를 하지 않으면 숨이 차고 힘이 든다. ☐

C형

1. 속이 더부룩하고 가슴이 답답해서 아침식사를 못한다. ☐
2. 억지로 아침식사를 하려고 해도 음식이 목으로 넘겨지지
   않는다. ☐
3. 아침식사를 하려고 해도 입맛이 전혀 없어 먹고 싶지 않다. ☐
4. 만성적인 소화불량으로 아침식사는 할 수 없는 상태이다. ☐
5. 속이 꽉 막힌 것처럼 느껴져서 아침식사를 할 수 없다. ☐
6. 명치부근이 답답해 아침식사를 하면 미세한 통증이 있다. ☐
7. 아침식사를 하면 하루 종일 속이 답답해서 하지 않는다. ☐
8. 장이 막힌 것 같으면서 옆구리가 아프고 머리가 무겁고
   아프다. ☐
9. 속이 미슥거리고 위장의 소화불량이 느껴져서 아침식사는
   않는다. ☐
10. 오전 중에는 전신이 무력해서 아침식사를 할 수가 없다. ☐

체크 방법

A형 7개 이상이 해당되면 위장의 소화흡수력이 탁월한 체질로 아침
단식의 적응이 곧장 된다.

B형 5개 이상이 해당되면 위장의 소화흡수력이 저하되어 있는 체질
로 아침단식의 적응이 느리다.

C형 5개 이상에 해당되면 만성체증이나 만성위염, 소화불량의 병적
증세로 아침단식의 준비기간이 필요하다.

제1장

몸과 마음을
해맑게 해독하는
아침단식

아침단식은 건강을 중심으로 얼굴과 다이어트의 효과를 극대화하는 최상의 자연요법이다. 아침단식만으로도 아름다워지며 다이어트 효과를 볼 수 있으며 건강해질 수 있다. 실제 아침단식을 하면 뚜렷하게 얼굴의 형태가 바뀌며 다이어트효과로 몸이 가벼워지고 머리가 맑아지며 피로감이 줄고 컨디션이 좋아진다.

제1장 몸과 마음을 해맑게 해독하는 아침단식

단식은 인간의 신체를 대청소하고
난치병과 만성병의 근본원인을 해결하는 유일한 방법이다.

– 히포크라테스

1. 아침은 해독이 이루어지는 시간

아침단식으로 아름다워지며 젊음을 회복하자

2013년 방영된 SBS 스페셜 '끼니 반란' 1부에는 1일 1식, 밥심 VS 공복력이 나온다.

끼니에 관한 기존관념을 깨트리는 놀라운 1일 1식의 공복력이 실험과 검증을 통해 자세히 밝혀진다. 그리고 '끼니 반란' 2부, '끼니 반란, 그 후 : 간헐적 단식 100일의 기록' 까지 시청해보면, 왜 단식을 해야 하며 효과가 어떠한지가 상세히 나온다. 그런데 그 프로에선 서양 의학적 통계적 데이터와 생화학적 수치, 다수의 논문, 쥐 실험의 결과, 실험집단의 비교, 의사들의 실험이 주로 다뤄진다. 그 프로엔 단식에 대한 한의학적 원리가 나오지 않는다.

또 아침단식이라는 개념이 없고 얼굴과 다이어트의 관계에 대해서 전혀 언급이 없다. 나는 아침단식이 단순히 건강뿐 아니라, 얼굴은 아름답게 몸은 날씬하게 하는 삶의 질과 깊은 연관이 있다는 것을 알리고 싶다.

아침단식을 해야 하는 한의학적 원리

한의학적 원리로 보면, 아침 5시 30분부터 9시 30분까지는 간 해독시간이다. 세상의 모든 아침이 그렇듯, 인체 역시 해독(청소)으로부터 시작된다. 간 기능이 활성화되면서 해독(청소)이 활성화된다. 동양철학적 시간개념으로 인(寅), 묘(卯), 진시(辰)로 '담, 간, 12지장'의 해독활동이 왕성한 시간대다. 또 교감신경이 활성화되어 하루 일과를 시작해야 하는 시간으로 부교감신경의 소화계는 휴식을 하는 시간이다.

자연의 순환원리로 보자면, 아침은 하루가 시작되며 해독(청소, 정화)기능이 강화된다. 밤의 휴식을 끝낸 후에 일어나면 스트레칭-양치질-샤워-회장을 한다. 몸의 외부에선 노폐물이나 독소를 청소한다. 또 그와 동시에 몸의 내부에서는 간의 해독작용이 활성화된다. 그래서 아침은 하루 중 얼굴의 상태가 가장 좋고 기분도 안정된다. 해독작용으로 몸과 마음이 맑아지며 경쾌해진다. 간해독시간은 5시 30분에서 9시 30분이다. 그 시간을 중심으로 간과 담, 12지장을 중심으로 장내 찌꺼기들을 분해하거나 배출하는 작용이 강화된다.

그런데 그 중요한 시간에 아침식사를 한다면 어떻게 될까? 소화작용이 강화됨으로써 간의 해독은 약화된다. 그렇게 하루하루 반복이 되면, 얼굴은 탁해지고 몸은 독소와 노폐물의 창고가 된다. 반면에 아침단식을 하면 해독기능을 비롯한 공복효과로 생명력이 활성화되며 젊어지고 아름다워진다. 지금까지 단식의 개념은 건강만을 강조했지만 왜 젊어지고 아름다워지는지는 차차 설명하기로 한다.

하루 2끼 식사가 자연요법

'삼시세끼 밥심으로 산다'고 옛날 사람들은 믿었다.

많은 사람들이 믿고 있는 하루 3끼가 과연 반드시 필요할까? 과학적으로 하루 3끼가 맞다는 연구나 논문으로 증명된 것은 없다. 전 인류적으로 보면 하루 3끼를 시작한지는 100년이 되지 않았고 한국은 60년도 채 되지 않았다. 세계 최장수국 일본을 예로 들면, 그들은 전국시대까지 명문 귀족가도 하루 2끼 식사를 했다. 심지어 고다이오 천왕의 기록에는 '아침 진지상은 오시(午時, 오전 11시에서 오후 1시)이고, 신시(申時, 오후 3시에서 오후 5시)에 저녁 진지상을 올린다.'고 되어 있다. 그 외 여러 일본 국왕의 기록에도 천왕의 식사는 하루 2끼라고 기록되어 있다. 서구의 산업혁명 이후, 제국주의 식민지 개척으로 시작된 3끼니 식사는 풍요의 상징이다. 2끼니만으로도 충분한데도 물질적 풍요로움이 3끼니 식습관 문화를 만든 것이다.

지금 시대는 어떠한가? 간식까지 합쳐서 하루 3끼니 이상 먹는 사람은 많다. 미국의 비만족들은 하루 식사를 5끼에서 6끼니 이상 먹기도 한다. 그렇다면 하루3끼가 정해진 원칙일 수가 없다. 하루 2끼가 더 자연스럽다. 아침단식으로 인한 16시간 공복과 해독이 효과적이라는 연구나 논문이 쏟아진 것을 보면 하루 2끼가 자연요 법임을 확인할 수 있다. 3끼 풍요로운 식사를 통해 인류의 건강은 증진되었을까? 그렇지 않다. 각종 성인병과 원인모를 병들이 더욱 많이 생겨났을 뿐이다. 영양과잉으로 비만과 대사증후군들이 생겨 나고 거꾸로 다이어트 열풍이 불고 있다. 지금 시대는 비만이 만병 의 원인이며 다이어트와 얼굴에 엄청난 투자를 한다. 강남의 피부 과가 성업 중이며 각종 화학성분 덩어리 화장품들이 고가에 팔리 고 있다. 따라서 최상의 자연요법으로써 하루 2끼니, 아침단식의 쉽고 단순한 방법을 통해 건강과 젊음, 아름다움을 다시 회복하는 것이 바람직한 것이다.

아침단식의 미용과 다이어트 효과

나는 2003년도에 이미 《생활단식 다이어트 & 건강법》을 출간하 며 단식의 중요싱을 주장한 바 있다.

당시 10년 앞서 2013년에 유행한 '1일 1식'이나 '간헐적 단식' 등의 내용과 일치하는 생활단식 이론을 제시했다. 생활단식이란 단식이 라이프스타일(일상생활)이 되는 것을 뜻한다. 실제 일상생 활 속에서 부분단식(하루 2식 혹은 1식)과 단기단식(하루에서 3일단 식)이 왜 필요한지를 설명했다. 또 기존의 단식이론이 지닌 고통과 부작용을 최소화하는 방법을 밝혔다.

그리고 12년이 지난 지금, 나는 미용과 다이어트의 개념을 지닌 아침단식을 개발했다. '생활단식'의 원리를 단순화시키고 건강은 기본이고 미용과 다이어트의 효과를 극대화하는 방법을 추가한다. 따라서 아침단식은 해독을 통해 얼굴을 아름답게 몸을 날씬하게 하는 효과를 극대화할 수 있다. 실제 나는 지난 21년 동안 하루도 빠짐없이 아침단식을 하고 있다. 건강미의 진정한 의미는 얼굴은 아름답게 몸은 날씬하게 하며 젊어지는 것이다. 아침단식은 건강을 중심으로 얼굴과 다이어트의 효과를 극대화하는 최상의 자연요법이다. 아침단식만으로도 아름다워지며 다이어트 효과를 볼 수 있으며 건강해질 수 있다. 실제 아침단식을 하면 뚜렷하게 얼굴의 형태가 바뀌며 다이어트효과로 몸이 가벼워지고 머리가 맑아지며 피로감이 줄고 컨디션이 좋아진다. 왜 그럴까? 아침단식의 실제적 절식량을 수치로 계산해보면 점진적 단식효과가 탁월하게 나타나는 것을 알 수 있다.

아침단식의 실제적 절식량과 점진적 단식효과

① 아침단식 한 달 30일 – 30끼니 – 10일간의 식사량 – 10일간의 점진적 단식효과

② 아침단식 1년 365일 – 365끼니 – 대략 120일간의 식사량 – 4개월간의 점진적 단식효과

기본적으로 한 달 30끼니를 줄이는 것만 해도 효과는 엄청나다. 간의 해독시간을 늘여주면 체내의 지방과 노폐물이 줄어들 수밖에

없다. 그 결과 얼굴의 형태가 살아나서 아름다워지고 다이어트가 되며 젊어진다. 또 대사증후군에 해당하는 체중, 당뇨, 고혈압, 암 등의 치료와 예방에는 최고의 건강요법이다, 아침단식을 통해서 건강해지며 얼굴이 아름다워지고 젊어진다는 것은 얼마나 멋진 일인가! 게다가 아침 시간을 활용할 수 있고 경제적이며 미용과 다이어트, 건강까지 좋아진다면 이보다 더 좋은 일이 어디 있겠는가.

2. '젊음과 건강'의 두 마리 토끼를 잡다

아침단식은 몸과 마음의 대청소

아침단식을 하면 가장 빨리 느껴질 수 있는 것이 얼굴이 맑아지고 젊어진다는 점이다. 또한 몸이 가벼워지고 피로감이 사라지며 몸속에 새로운 기운이 샘솟는 느낌이 든다. 이러한 효과는 아침단식을 21일간만 지속하면 누구나 느낄 수 있다. 단순히 아침을 먹지 않는다거나 굶는다거나 하는 것과는 차원이 다르다.

인간의 뇌는 동일한 상황을 어떻게 생각하는가에 따라 달리 인식한다. 예를 들면 '아침을 굶었다거나 걸렀다'고 인식하면 아드레날린이 분비되고 점심을 더 많이 먹어야겠다고 생각하며 위산분비가 많아진다. 그러나 아침단식을 했다고 하면 뇌의 무의식과 의식이 안정되며 단식효과가 나타난다. 간의 기능이 활성화되고 몸의 해독작용이 배가된다.

주변에서 찾아보면 아침단식을 한다는 사람은 찾기 힘들지만 가끔씩 아침은 먹지 않는다는 사람들이 있다. 그들은 단식의 효과를 최대한 느끼지는 못한다. 하지만 일정한 효과를 느낄 수는 있다. 나는 21년 동안 아침단식을 하며 오랫동안 밤샘연구를 했다. 간의 기능이 좋아지며 해독작용이 좋기 때문에 매일 밤을 새워도 생생함을 유지할 수 있었다. 잠을 거의 자지 않고도 정신이 맑았기에 내 삶의 원천이자 활력소가 되었던 독서와 글쓰기를 계속할 수 있었다. 건디션이 최상으로 유지되며 하루를 더 길게 보낼 수 있다. 아침식사시간을 덤으로 얻어 여유롭게 하루를 준비할 수 있다.

단식은 몸과 마음의 대청소

한동안 지저분한 환경에서 지내다가 대청소를 한 후의 개운한 느낌을 경험해본 적이 있는 사람이라면 누구나 알 것이다. 얼마나 상쾌하고 즐거워지는지를. 하물며 우리의 몸과 마음을 정화해서 청정감을 느낀다는 것은 더욱 놀라운 경험이고 변화일 것이다.

"아침단식을 하려고 여러 번 마음먹었지만 좀처럼 하기가 쉽지 않더군요."

아침단식을 권유받은 사람들은 대개 이렇게 말한다. 3끼니 식사에 대한 습관을 변화시키는 것이 쉽지만은 않다. 일부분의 사람들은 두려움을 느껴 거부한다. 특히 한 끼만 걸러도 힘이 빠지고 어지럼증을 느끼는 허약체질인 경우는 말할 것도 없다. 나는 아침단식을 힘들어하는 사람들에게 이렇게 말한다.

"아침 시간의 해독과 공복효과로 젊음의 호르몬분비가 왕성해지며 아름다워지며 날씬해진다고 생각하십시오."

그러면 그들은 대게 이렇게 반문한다.

"아침 한 끼니를 안 먹는다고 해독이 되겠습니까? 오전 시간이 힘이 없고 힘이 듭니다."

대부분의 사람들은 3끼니 식사를 해야 영양공급이 안정적이라고 생각하는 경향이 있다. 하지만 그렇지 않다. 2끼니 식사만으로 영양공급은 충분하다. 영양 칼로리의 미신에서 벗어나 하루 한 끼니(약 800kcal)로 계산하여 1200kcal에서 1600kcal면 충분하다.

나는 임상진료에서 수많은 환자들에게 아침단식을 권유했고 상당수는 아침단식을 일상화하고 있다. 그들은 일반적 단식 같은 굶주림의 고통이나 허기, 부작용, 다이어트의 요요현상 등이 없었다. 대사기능의 이상으로 인한 환자들은 만족할만한 치료효과가 나타났다. 뚜렷한 다이어트와 해독효과로 젊음과 건강의 두 마리 토끼를 잡는 것을 확인했다. 그들은 얼굴은 아름답게 몸은 날씬하게 변화하고 가뿐해진 느낌이라고 이구동성으로 말한다. 그렇다. 아침단식을 경험하면 몸은 사진의 비포-에프터로 표시가 나고 마음은 즐거운 느낌이 온다. 젊음과 건강을 회복하고 마음의 평온까지 경험하게 될 것이다. 따라서 시간, 돈, 아침준비 등을 과감히 생략하고 우리 몸의 자연치유력을 높이는 최고의 건강법인 아침단식에 도전해보라. 뱀이 허물을 벗고 새 몸을 만들듯 새로운 몸과 마음으로 거듭날 수 있음을 단언한다.

몸은 아침단식을 간절히 원한다.

만성 질환에 시달리는 사람에게 아침단식을 권하면 으레 단호한

항변을 듣게 된다. 몸이 약간 야윈 사람은 더 단호하다.

"아니, 아침단식이라뇨? 안 그래도 살찌는 게 소원인데 뼈만 남으라고요?"

이렇게 아침단식을 거부하는 사람들이 많다. 그도 그럴 것이 세 끼니 식사가 가장 이상적인 영양 공급이라고 배워왔기 때문이다. 그러면 나는 거세게 항변하는 분에게 아침의 해독시간을 설명해준다.

"간장의 기능이 활성화되는 아침 시간에 해독이 되며 자연치유력이 살아나고 영양흡수력은 높아집니다."

인체의 해독은 치료의 기본이다. 모든 병이 면역력과 관계가 있고 해독이 되어야 하기 때문이다. 실제 대사기능의 질환을 지닌 분들을 보면, 해독이 안 된 것을 알 수 있다. 체내에 노폐물과 독소가 가득한 상태로 약을 먹고 치료를 해도 효과가 제대로 날 수가 없다. 몸이 야윈 사람도 마찬가지이다. 음식섭취량은 동일하거나 더 많아도 살이 찌지 않았다는 것은 체내 노폐물과 독소로 영양흡수력이 약하는 것을 뜻하지 않는가.

나는 만성 질환을 호소하는 사람들에게 몸이 아침단식을 원하는 원리를 설명해준다. 동물들은 아프면 먹이를 먹지 않는 본능적 단식부터 한다. 이는 본능적으로 자연치유력을 높여 병을 치료하는 효과를 높이는 일이다. 흔히 입맛이 없는 상태는 면역 반응으로 본능적 단식을 몸에서 요구하는 현상이다. 그런데 억지로 꾸역꾸역 먹으려고 하는 것은 몸이 원하지 않는 일이다. 아침에 입맛이 좋은 사람이 얼마나 될까?

대부분의 사람들은 입맛보다는 아침을 먹어야 오전에 허기를 면할 수 있다고 생각한다. 그 생각은 인체의 생리로 보면 맞지 않다. 오전의 영양 에너지는 그 전날 저녁의 식사로 이미 비축이 되어 있기 때문이다. 그런데도 아침식사를 황제처럼 하면 출근길에 졸음이 밀려오고 노곤해지기 쉽다. 출근길 지하철에서 졸고 있는 사람들은 밤에 잠을 충분히 자지 않은 사람도 있지만 아침 식후의 식곤증인 경우가 많다. 아침에 입맛이 없거나 먹기가 싫거나 귀찮다면 몸이 아침단식을 간절히 원하는 무의식의 신호이다.

몸이 아침단식을 원하는 이유

① 바쁜 생활로 인해 세 끼를 다 챙겨 먹는 것을 몸은 오히려 힘들어한다.

② 영양과잉으로 소화관은 휴식을 위해 아침에 몸은 식욕저하를 일으킨다.

③ 과식과 폭식으로 인한 체내 독소와 노폐물에 대해 몸은 해독을 원한다.

④ 비만으로 인한 대사증후군 등의 만성질환을 몸은 지연치유를 하려고 한다.

⑤ 가끔씩 아침을 굶거나 걸렀을 때 몸이 더 편안해지는 것을 몸은 안다.

지금은 아침단식이 일반화되고 있는 경향이 있다. 나의 경우 21년째 아침단식을 하고 있다. 또 완전한 해독을 위한 하루 1식을 하는 날이 많다. 지구 전체가 각종 오염으로 인해 심한 몸살을 앓고 있는 이 시기에 해독은 당연히 우선시해야 하는 건강비결이다. 농약, 살충제, 배기가스, 방사능 물질, 환경호르몬 등 우리를 둘러싸고 있는 환경은 그야말로 독소 덩어리다. 여기에다 각종 화학첨가물로 범벅이 되어 있는 요즘의 먹거리 실태를 보면 숨 쉬며 살아있다는 것 자체가 기적처럼 여겨지기도 한다.

현대인들이 앓고 있는 온갖 성인병과 난치병이 어디에서 비롯되었겠는가? 병원에 가도 정확한 발병 원인을 알 수 없는 질환이 늘어나는 것은 무엇 때문이겠는가? 그러한 원인의 상당 부분이 우리의 생활환경과 잘못된 식생활에 있다. 오염된 공기와 먹거리로 인해 독성 물질이 우리 몸에 축적된 결과가 바로 질병이다. 따라서 몸이 원하는 해독을 일상적으로 하는 아침단식은 반드시 필요한 것이다.

3. 아침단식이란 무엇인가?

자연치유력을 극대화하는 아침단식의 힘

물과 일부 유동식을 제외한 음식물의 공급을 끊는 것을 말한다. 여기서 음식물이란 밥·빵·고기·과자 등 우리가 씹어서 삼키는 고체 영양 에너지를 뜻한다. 아침단식은 저녁식사 후 점심때까지 16시간을 일체 아무것도 섭취하지 않는 것이 좋다. 16시간은 4시간의 소화 후 12시간의 공복상태(음의 에너지)를 유지하게 해준다.

12시간은 24시간의 절반으로 공복효과가 나타난다. 나머지 12시간은 만복(양의 에너지, 에너지생성)로 음양균형을 유지시킨다. 단, 갑작스런 아침단식에 적응하는 기간에는 일부 유동식도 허용된다. 그러나 아침단식의 유동식은 해독약차, 야채주스나 감잎차 등의 순수 성분이 바람직하다.

공복의 상태가 진정한 휴식

대개 휴식을 취할 때 평소보다 더 많이 먹고 더 많이 자곤 한다. 그게 일반적인 휴식 패턴일 것이다. 그러나 아침단식의 관점에서 볼 때 해독이 일어나도록 공복을 하는 것이 진정한 휴식이다. 해독을 통해 몸속의 장기가 휴식을 취하는 동안 자연치유력이 증강된다. 하루에 한번이라도 위장에 휴식을 준 적이 있는가? 아침단식은 해독을 통해 장기에 휴식을 주는 행위이다. 아침단식을 하면 장기는 휴식하게 되는데 이러한 휴식을 통해 체내에서 정화 작용이 일어난다.

음식의 공급이 끊기면 몸 안에 과잉 축적되어 지방이 연소되면서 숙변이나 독소 물질 등이 제거된다. 또한 체내의 대표적 에너지 체계인 신경과 호르몬, 혈액, 기(氣) 에너지 등의 밸런스가 적절히 조절된다. 그래서 현대인이 앓고 있는 각종 원인 불명의 질환의 대부분은 아침단식으로 치유할 수 있다. 그뿐 아니다. 아침단식으로 다이어트가 되며 얼굴이 아름다워지고 피부가 맑아지는 효과를 느낄 수 있다. 질병 치유의 힘이나 얼굴이나 몸매의 변화를 외부의 병원이나 성형외과, 피부과, 다이어트 전문센터에서 찾을 필요가

없다. 가장 강력한 효과를 발휘하는 아침단식을 통해 자신의 의지
와 열정으로 내부에서 찾는 것이 가장 바람직할 것이다.

가장 경제적인 건강법, 아침단식

아침단식은 해독을 위해 반드시 해야 할 건강비법이다.

그간 수없이 많은 단식을 하는 과정에서 가장 효과적이라 확신
한 빙법이다. 그 실행 방법은 아주 간단하다. 아침을 먹지 않으면
된다. 유동식을 하거나 해독약차, 생수를 한잔 마시며 간의 해독력
을 높이는 것이 주된 원리이다. 이렇게 유동식만 한다고 하면 대부
분의 사람들이 걱정스런 표정을 짓는다. 영양부족의 두려움을 느
끼는 경우가 많다. 하지만 오전의 활동 에너지는 저녁식사로 충전
되어 있어 오히려 머리가 맑고 몸이 가벼워진다.

그래서 아침단식은 직장인이나 노동일을 하는 사람도 충분히 할
수 있다. 몸이 너무 야위거나 빈혈 증세로 구토와 어지럼증이 있다
고 해도 장기적인 관점에서는 별 문제가 없다. 인체의 영양결핍이
나 질환 등은 체내 노폐물이나 독소가 주요원인이다. 해독작용력
이 높아지면 자연치유력이 살아나므로, 장기적으로는 치료가 된
다. 더욱이 아침단식은 시간은 30분이상, 비용은 식비의 30%를
줄여 준다. 건강해지고 가장 경제적인 건강법이다.

아침단식은 시작도 쉽다. 혼자서 결심만 하면 된다. 타인의 도움
을 받을 필요가 없다. 왜 단식을 타인의 도움을 받아가며 해야 하
는가? 나는 단식을 처음 시작했을 때나 지금이나 변함없이 혼자서
한다. 게다가 다른 사람들은 내가 단식을 하고 있는지조차도 모르

는 경우가 많다. 얼굴색은 맑고 빛나며 건강미가 흐르고 전혀 표시가 나지 않는다. 오히려 몸이 가볍고 머리가 맑아지는 느낌만 받을 수 있다.

따라서 아침단식은 이제까지 알려진 단식의 번거로움과 고통을 최소화한 방법이다. 누구나 쉽게 할 수 있고 시간과 비용의 혜택을 누리며 빠른 효과를 확인해볼 수 있다.

아침단식의 장점

① 혼자서도 할 수 있다.
② 얼굴을 아름답게 몸을 날씬하게 할 수 있다.
③ 시간을 활용할 수 있으며 경제적 이득이 있다.
④ 노약자나 허약체질자도 쉽게 적응할 수 있다.
⑤ 두뇌 기능 향상에 가장 효율적인 방법이다.
⑥ 체내의 해독에 획기적인 효과가 나타난다.
⑦ 만성병이나 성인병의 자연치유 효과가 있다.

아침단식은 약화된 장기와 조직의 기능을 재생시키고 몸에 활력을 불어넣어 준다. 그뿐만 아니라 정신적인 측면에서도 뛰어난 효과를 가져다 준다. 즉 두뇌 기능을 향상시켜 이해와 사고의 폭을 넓힐 수 있다. 또한 수면 시간도 단축시켜주므로 특히 학생이나 수험생에게 매우 유용하다.

졸음의 의학적 메커니즘을 이해하고 나면 왜 단식으로 인해 수면시간이 단축되는지를 알 수 있다. 아침단식으로 해독이 이루어지면 뇌의 혈류가 안정되기 때문에 수면 시간이 단축될 수 있는 것이다. 이외에도 아침단식은 우리 몸을 정화시켜 건강한 삶을 누릴 수 있게 해주는 최선의 자연치유법인 것이다. 현대의학에서도 단식의 효과가 입증되고 있다. 단식을 연구하는 저명한 학자들은 저마다 단식의 과학적인 효과에 대해 경탄하고 있는 것이다.

4. 현대의학으로 풀어보는 아침단식의 원리

현대의학의 대증요법이 한계에 부딪혀 있는데도 여전히 맹신자들이 많다.

수없이 많은 난치병에 대해 속수무책인데도 과학적 근거라고 믿는다. 물론 일부의 과학적 근거는 인정해야 한다. 하지만 그 과학적 근거가 상업화되어 대형병원의 경영술로 탈바꿈되면 저가의 자연치유보다는 고가의 치료 쪽으로 갈 수 있다는 점도 이해하는 것이 좋다.

또한 현대의 자연의학이나 한의학도 동시대의 과학을 받아들여 동일한 원리라는 것도 인정해 주어야 한다. 과학은 현대의학만을 위해 발전한 것이 아니라, 수없이 많은 분야의 연구가 모여 과학이 되었고 그것은 각 분야에 공유되어 있다.

아침단식의 원리도 예외는 아니다. 현대과학과 의학의 최신 지식이 결합되어 있다. 한의학과 자연의학도 동시대의 첨단과학과 함께 발전하는 것이다.

(1) 아침단식과 자율 신경의 작용

하루를 기준으로 보면 낮은 교감신경이 작용하고 밤에는 부교감 신경이 작용한다. 이 두 개의 신경은 서로 길항과 제휴의 작용을 한다. 활동, 긴장시키는 교감신경과 소화흡수, 이완시키는 부교감 신경은 동시에 100% 가동할 수 없다. 이러한 원리로 보면 아침은 활동, 긴장하는 작용이 강하므로 아침단식을 하는 것이 자연스럽 고 저녁은 소화흡수, 이완하므로 식사를 잘 하는 것이 맞다. 대체 적으로 아침에 입맛이 없는데도 억지로 먹는 것은 위장에 과중한 부담을 주는 것과 같다. 이로써 미뤄보면, 아침단식은 자율신경의 작용과 일치한다.

자율신경의 교감신경과 부교감신경

교감신경　외부활동의 영역으로 심장의 고동이 빨라지고 혈관은 수축하여 혈압이 오르고 동공이 열려 눈이 커진다. 근육은 긴장하 여 일에 적합한 조건을 가지며 몸과 마음이 긴장이 되어 공격모드 가 된다. 교감신경은 아침과 낮에 활발한 작용을 한다.

부교감신경　몸이 이완되고 동공은 수축하여 눈이 풀리고 혈관은 확장하여 혈압이 내려간다. 근육은 이완되어 편안하고 몸과 마음 을 휴식모드로 변한다. 또 소화관의 활동을 유지하기 위해서 호르 몬분비가 왕성해진다. 부교감신경은 저녁과 밤에 활발한 작용을 한다.

(2) 아침단식과 소화관 혈액 배분의 작용

아침식사를 하고 곧장 일터로 나가면 업무를 준비하며 몸과 마음은 긴장되고 공격모드인 교감신경이 작동한다. 그렇게 되면 혈액의 배분이 뇌와 외부근육으로 집중이 된다. 부교감이 저하되어 소화관의 활동은 저하되며 소화계인 위장, 간장, 췌장, 12지장, 장으로 배분될 혈액은 적어진다. 아침식사로 인해 혈액배분이 불균형이 된다. 그런데다 업무적 스트레스가 생기면 위 점막을 보호하는 점액이 부족하여지며 위산이나 펩신이 위벽을 공격하여 위염이나 위궤양을 유발할 수 있다. 따라서 식사 후에 활동을 해야 하는 아침식사는 하지 않는 것이 과학적 원리에 맞다. 아침단식을 하면 이러한 교감신경과 부교감신경의 혼란 없이 일에 집중할 수 있고 속이 편해서 점심을 맛있게 즐길 수 있게 된다.

(3) 아침단식과 독소배설의 작용

아침 시간의 해독 중에서 신장과 방광의 배설은 매우 중요하다. 간의 해독이 왕성해지면 신장계통의 기관이 가동하여 혈액속의 노폐물과 독소를 여과하여 오줌으로 배설한다. 그 작용은 밤에도 계속되지만 혈액의 정화를 충분히 하기 위해서는 정오(낮 11시 30분에서 1시 30분)까지 계속된다. 그런데 아침식사를 하면 부교감신경의 소화흡수를 위한 소화관이 가동되며 교감신경의 배설작용이 둔화된다. 인체의 생리는 소화흡수를 배설보다 우선하기 때문이다. 그 결과 신장의 활동은 저하되고 오줌을 통한 노폐물과 독소의 배설은 충분히 행해지지 않는다. 신장과 방광의 독소배설이 충분하지 않으면 신장의 기능이 점차로 약화된다. 또한 동시에 신장과 관련되어 있는 심장, 간장, 췌장 역시 고장을 일으키는 원인이 될 수도 있다.

⑷ 아침단식과 두뇌 생리적 작용

'아침을 먹지 않으면 뇌에 포도당이 공급되지 않아 머리가 잘 돌아가지 않는다' 는 말이 있다.

아침식사를 중요시하는 사람들의 대표적인 논리이다. 한데 인체 생리학적으로 보면 잘못된 상식이다. 신진대사의 메커니즘으로 보면, 음식물의 완전 소화는 대략 4시간~ 6시간 걸린다. 당질은 소화흡수가 빠르고 설탕은 바로 흡수가 되지만 밥과 같은 고형물질은 최소 4~5시간 걸려야 혈중 포도당으로 공급이 된다. 그래서 아침식사를 했다고 곧장 오전 중의 에너지가 되는 것은 아니다.

오전중의 에너지는 전날의 저녁식사가 소화 흡수되어 당질은 글리코겐으로 간장과 근육에 지방질은 몸의 각 부분 지방조직에 단백질은 근육과 모든 세포에 축적이 되어 있다. 그래서 아침에 바로 식사를 하여 혈중 포도당을 공급할 필요가 없다. 뇌는 교감신경을 작동하여 간장과 근육에 축적된 글리코겐을 분해해서 글루코오스로 변화시켜 혈당치를 유지하게 된다. 또 아침단식으로 소화관의 휴식을 할 때 뇌의 전두엽 효율성이 높아지며 더욱 빠르게 돌아간다. 아침단식을 하면 오히려 두뇌가 더 좋아지는 원리가 그러하다.

(5) 아침단식과 배고픔으로 인한 젊음의 작용

인간을 비롯한 모든 포유류의 소장입구에는 음식물 센스가 있다. 한데 아침단식을 하면 소장은 '모틸린(motilin)'이라는 소화 호르몬을 분비한다. 이 호르몬은 위를 수축시켜 위속의 음식 잔여량을 소장으로 보내게 한다. 이를 공복기의 수축이라고 하며 뱃속에서는 '꼬르륵' 하는 음악을 반주한다. 그런데도 음식물이 내려오지 않으면 위장은 '그렐린(ghrelin)'이라는 호르몬을 분비한다. 이 그렐린의 어원은 영어의 'grow(성장)'을 뜻하며 공복으로 자극을 받은 위 점막에서 분비된다. 그리고 그렐린이 분비되면 뇌의 시상하부에 작용하여 식욕과 동시에 최하수체에 작용하여 성장호르몬을 분비한다.

성장호르몬의 다른 명칭은 '회춘 호르몬'으로 아침단식을 하여 배에서 꼬르륵 소리가 나면 젊고 매력적으로 변하게 한다. 아침단식으로 젊어지는 원리가 과학적으로도 설명이 되는 것이다.

(6) 아침단식과 얼굴의 미학 & 다이어트의 작용

아침단식을 통해 배고픔을 느끼고 '꼬르륵' 소리를 들으면 한층 더 강력한 생명력이 살아난다. 최근에 발견된 장수유전자인 '시르투인'이 그것이다. '시르투인 장수유전자'는 다양한 동물실험을 통해 식사량을 40% 줄이면 수명이 1.5배 늘어난다는 사실이 입증이 되었다.

그뿐 아니라 식사량을 줄인 동물은 훨씬 더 생기가 넘쳤고 털에 윤기가 흘렀으며 외관이 젊고 아름다워졌다는 것을 발견했다. 한데 이 시르투인 유전자가 활동하려면 한 가지 조건의 전제가 필요하다.

그것은 공복으로 뱃속이 꼬르륵 울려야 이 유전자가 활동하기 때문이다. 이 유전자는 세계적인 장수촌의 100세 이상 노인의 자연적 아침단식 혹은 소식으로도 충분히 설명이 된다. 따라서 아침단식으로 이 유전자의 활동을 강화하여 얼굴은 젊어지고 다이어트로 S라인 허리를 만드는 것이 가능한 일이다.

또 단식이 지방을 없앤다는 것은 과학적으로 증명이 된 사실이다. 아침단식으로 외모와 몸매가 개선되면 건강해지며 체질개선이 되는 것을 느낄 수 있다. 병원진단 결과 검사수치가 정상이고 병이 없다고 건강한 것이 아니다, 진정한 건강은 얼굴이 젊고 아름다우며 다이어트가 되어 활기가 넘치는 것이다.

시르투인 유전자와 장수의 원리

불편한 유전자를 침묵시키고 손상된 DNA를 회복하는 두 가지 역할을 하는 것이 시르투인 유선사이다. DNA가 파괴되는 경우 시르투인 복합체는 파괴된 위치로 이동하여 복구한다. 또 시르투인이 빠져나간 자리에 위치한 침묵했던 유전자가 다시 회복이 된다. 시르투인은 처음 효모에서 발견되었고 노화의 과정에 중요한 역할을 한다는 것이 알려졌다. 그래서 연구진은 실험용 쥐에게 과량의 시트투안을 투여하거나 활성화제를 투여한 결과 실제로 실험용 쥐의 수명이 24~46% 늘어났다고 한다.

시루투안 유전자의 질병 억제력은 동맥경화, 고혈압, 알츠하이머, 파킨슨병, 당뇨병, 지방간, 장 질환과 암 등에서 나타나며 노화와 수명연장에 매우 효과적이다.

(7) 아침단식과 만성병, 성인병 자연치유력의 작용

아침단식을 하면 체질이 바뀐다. 독소인 요신, 유산, 수산 등을 비롯해서 환경호르몬이나 각종 노폐물이 빠지기 때문이다. 모든 만성병과 성인병의 원인은 독소와 노폐물이다. 그래서 아침 시간의 해독이 체질을 개선하는 효과가 강한 것은 당연한 생리적 현상이다. 아침단식으로 소식이 생활화되면 체질개선은 가속화된다.

동물 실험에서 포식한 원숭이는 털이 빠지고 피부가 처지면서 노화가 진행되었다. 반면에 식사를 제한한 원숭이는 털에 윤기가 흐르고 피부에도 탄력이 생겨났다. 앞서 언급했던 '스르투인' 장수유전자의 연구결과도 공복 상태에 있을 때 50종 달하는 인간의 세포 속에 있는 유전자를 모두 스캔하여 손상되거나 병든 유전자를 회복시켜준다는 사실이 밝혀졌다. 실제 아침단식으로 만성병과 성인병이 자연 치유된 사례는 수없이 많다. 이는 과학이 발달되면 될수록 자연치유력의 힘은 자연의 순리와 가깝다는 것을 확인해주는 것이다.

(1) 단식의 역사

정도와 형식의 차이는 있지만, 단식은 대부분의 종교에서 시행되어왔다. 단식이 물질적·육체적 욕망을 넘어 신에게 가까이 갈 수 있는 좋은 방편이라고 믿었기 때문이다.

이슬람의 단식

아랍어로 '단식'은 '사움'이라고 하는데, 이는 '하느님에게 가까이 가기 위한 정신적 싸움'이라는 뜻이다. 무슬림에게 단식은 이슬람 율법으로 정해져 있지만, 율법에 상관없이 보다 깊은 정신적 수양을 위해 단식하는 사람들도 있다. 마호메트가 "단식은 종교로 들어가는 문이다"라고 말한 것처럼 이슬람교는 단식을 다른 어느 종교보다 중요시한다. 회교력 9월의 라마단 달에는 이른 아침부터 해가 질 때까지 매일 단식을 해야 한다.

기독교의 단식

기독교에서의 금식은 회개나 간절한 기원과 관련이 있지만 교회 조직 차원에서 실시되지는 않았다. 그것은 개신교가 가톨릭에서 떨어져 나오면서 많은 의식과 절차를 버리면서 금식까지 폐지했기 때문이다. 가톨릭에서도 금식에 대한 정통이 많이 완화되었다.

사순절이 시작되는 '재의 수요일'과 예수가 돌아가신 성금요일만 금식하도록 권장한다. 그리고 그것도 하루 한 끼만 거르거나 하루에 한 끼만 먹는 부분금식이다.

불교와 힌두교, 자이나교의 단식

인도 인구의 85%를 차지하고 있는 힌두교도들은 단식을 중요하게 생각지 않는다. 그러나 인도 인구의 2%가 채 되지 않는 자이나교아 불교 신자들은 단식을 중요시한다. 불교와 자이나교에서는 영적 정화를 위해 단식을 하는데, 물질과 육체적 쾌락에 대한 집착을 떨쳐버리는 수단으로 이용된다. 단식은 불교의 13가지 실천 수행에 포함되어 있으며, 지금도 전통 불교의 1일 1식을 엄격하게 고수하고 있다. 자이나교에서는 단식이 축적된 업을 소멸시킨다고 믿는다.

유태인의 단식

유태인들은 매년 7월 10일에 전 국민이 단식을 한다. 이때 단식을 행하지 않는 사람은 사형에 처했다. 이 규정은 구약성서에 잘 나와 있다. 이스라엘 민족사에도 이스라엘 사람들이 전국적으로 단식을 행했다는 기록이 있다. 〈판관기〉 20장 26절을 보면 '이스라엘 백성과 전군은 베델로 일제히 올라가 야훼 앞에 앉아 통곡하며 저녁때가 되도록 온종일 단식하고'라고 적혀 있다.

도교의 단식

도교의 단식은 노장(老莊)사상에 그 연원을 두고 있다. 《장자》의 '오곡을 먹지 않고 바람을 마시며, 이슬을 먹고, 구름을 타고 용을 부린다' 는 말은 도교적 단식의 근거라고 할 수 있다.

현대의 단식

현대에 이르러 단식은 큰 관심을 끌지 못하다가 20세기 초 알렌이라는 사람이 당뇨병 치료법으로 권장하기 시작하면서 일반인들에게도 널리 알려지기 시작했다. 단식으로 당뇨병이 완치되자 다른 질병에도 단식을 적용했으며, 미국의 칼슨 교수는 회춘법으로 단식을 권장했다. 간헐적 단식에 관한 연구는 1940년대부터 시작되었고 1998년에는 의사, 저술가로 유명한 미국의 조엘 펄먼이 《내 몸을 고치는 식생활 혁명》이라는 책을 출간했다. 하지만 단식이 대중의 관심을 끌기 시작한 것은 서구에서도 2000년대 중반부터이다.

이렇듯 단식은 옛날부터 종교적 헌신이나 수도, 심신 개조 및 질병 치료의 방법으로 널리 실행되었고, 오늘날에는 과학적으로 연구되어 중요한 건강법이자 자연치유법으로 각광받고 있다.

(2) 무의식과 단식의 종류

단식은 무의식적 식욕을 현재의식이 통제하는 행위이다. 그래서 어떤 단식의 종류이든 과학적 이론이나 합리적 이해가 필요하며 무의식의 조건반사를 충족시켜야 효과가 있다. 그러한 점에서 무의식의 단순한 조건반사에 가장 합당한 단식이 아침단식이다. 아침단식은 하루 2끼 식사의 과학적 이론과 합리적 당위성이 이해되면 무의식의 입력이 쉽기 때문이다. 그래서 굶주림에 대한 두려움이 많거나 질병치료의 목적으로 아침단식을 하기 위해서는 먼저 무의식에 입력시킨 후에 단식의 종류를 알고 이를 활용하는 것이 바람직할 것이다.

1일 1식 단식

일본의 의사 나구모 요시노리의 책과 강연으로 유명한 단식이다. 아침과 점심을 단식 한 후에 저녁 한끼를 먹고 곧장 잠자리에 들으라는 쉽고 단순한 원리가 담겨 있다. 아침단식의 관점에서 보면, 소식의 연장선상에서 이해하면 된다. 단, 1일 1식은 보통 단체생활을 하는 직장인이나 활동적인 사람에게는 적합하지 않다. 아침단식과 완전히 다른 점은 '성장기의 어린이와 폐경 전의 여성으로 혈당치가 떨어지기 쉬운 사람은 아침, 점심, 저녁 모두 1즙 1채로 하루 세끼를 확실히 먹어두는 것이 좋다'는 원리이다. 단, 1일 1식 단식은 아침단식을 하게 되면 가끔씩 저절로 1일 1식이 되므로 병행할 수 있는 잇점이 있다.

간헐적 단식

2013년 SBS 스페셜 '끼니 반란' 방영 후 폭발적 관심을 일으켰던 적이 있는 단식법이다. 영국의 BBC 방송에서 '먹고 단식하고 장수하라'에서 방영해서 큰 반향을 일으키기도 했다. 이 간헐적 단식은 말 그대로 간헐적으로 단식을 하라는 것이 요점이다. 간헐적 단식은 24시간 이상 아무것도 섭취하지 않는 완전한 단식과 이틀에 한번 꼴로 하루 1회 저칼로리 식사를 하는 단식이 있다. 이 이론은 놀랍게도 필자가 2003년도에 출간한《생활단식 다이어트 & 건강법》의 내용과 흡사하다.

나는 24시간 이상 아무것도 섭취하지 않는 완전한 단식을 단기 단식으로 명명했고 이틀에 한 번꼴로 하루 1회 저칼로리 식사를 하는 단식을 부분단식으로 명명한 적이 있다. 그렇기 때문에 간헐적 단식은 아침단식의 내용 속에 있는 소식과 흡사한 개념으로 이해하기가 쉽다. 단 차이가 있다면 아침단식의 규칙성과 달리 불규칙성으로 인해 따라 하기가 쉽지 않다는 점이다.

아침단식

《생활단식 다이어트 & 건강법》의 후속작으로 무의식의 원리에 따라 단순화한 단식법이다. 단식은 이미 앞서 밝힌 바 있지만, 무의식의 조건반사와 현재의식의 욕구사이에 일어나는 충돌현상이 일어나지 않는 것이 중요하다.

현재 의식은 1일 1식이나 간헐적 단식처럼 조건화하기 쉽지 않는 원리를 두려워하며 무의식과 충돌을 일으킨다. 그렇게 되면 무의식에 단식의 올바른 이해와 동의, 공감이 입력되지 않으므로 장기적인 실행을 하기가 어렵다. 완전한 단식의 효과는 무의식과 현재의식이 일치되었을 때 일어난다. 그런 점에서 아침단식은 무의식에 일정한 규칙성(하루 2끼의 라이프스타일)으로 입력이 될 수 있는 최적의 조건반사 원리로 최고의 효과를 올릴 수 있는 과학적인 개념이다.

(3) 아침단식과 병행하면 효과적인 단식의 종류

생수단식

생수 이외의 모든 음식물 섭취를 금지하는 단식을 말하며 몸을 정화하고 체내에 쌓인 노폐물을 배출시키는 데 가장 효과가 좋은 단식법이다. 생수를 통해 미네랄을 충분히 보충하기 때문에 20일 이상 생수단식을 하더라도 비타민과 미네랄의 부족 현상은 나타나지 않는다. 짧은 시간에 몸을 정화하기에 적당하다.

한방 해독효소단식

효소란 특정한 기질을 갖고 있는 단백질을 말하는데, 보통 화학반응의 속도를 촉진시켜 신진대사를 원활하게 한다. 이러한 해독효소를 한 끼에 250cc 정도 마시며 일체의 음식을 먹지 않는 것을 해독효소단식이라 한다.

효소를 마신다는 것은 여러 야채를 갈아 마신다는 것인데 공복감이 거의 없으면서도 몸의 전해질 유지에 도움이 되어 다이어트 방법으로도 이용되고, 직장생활을 하면서 단식할 수 있어 생활 속에서 무리 없이 몸의 노폐물을 정화하기에 아주 좋은 방법이다.

한방 해독약차 단식(한약 단식)

특정한 질환이나 체질적 불균형에 맞는 한방 해독약차 혹은 한약을 마시면서 하는 단식법이다. 양약과 달리 한방해독 약차 혹은 한약은 독성이 순하고 부드러우면서도 질병치료의 효과가 빠르다. 필자가 《한방 해독약차》를 발간한 이후 많은 독자들에게 추천하는 방법으로 매우 효과적이다. 한약 단식은 임상진료에서 만성질환자에게 권장하여 빠른 효과가 나타난 바 있다.

장국단식

장국단식이란 생수에 된장과 다시마, 표고버섯을 넣고 끓인 국물을 하루에 2회 정도 마시는 단식법이다. 장국단식은 공복감과 탈력감이 거의 없어 단식 후 회복식에 실패할 위험이 적으며 일상생활을 하면서도 실행할 수 있는 단식법이다.

장국에는 생수에 비해 나트륨이 많이 들어 있어 단식 중의 탈수현싱을 방지할 수 있으며, 숙변 해소에도 도움이 되고 된장의 항암 효과, 면역 기능회복 효과 등을 볼 수 있다. 그러나 신장의 기능이 좋지 않아 손발이 쉽게 붓는 사람은 피해야 할 단식법이다.

제2장

누구나 쉽게
할 수 있는
아침단식의 첫걸음

아침단식은 한번 시작하면 라이프스타일로 받아들이는 것이 좋다. 아침단식을 해본 사람은 안다. 얼굴이 아름다워지고 몸매가 날씬해지며 피로감이 덜하고 더욱 활기찬 생활을 할 수 있는 것이다.

제2장 누구나 쉽게 할 수 있는 아침단식의 첫걸음

단식을 실행하는 데 방해가 되는
가장 큰 장애물은 먹지 않으면 어떻게 될지 모른다는
문화적, 사회적, 정신적 두려움이다.

– 찰스 굿리치 박사

1. 영양과잉 시대 최상의 건강법을 찾아라

아침단식은 식생활의 패턴을 바꾸는 새로운 라이프스타일

바쁜 일과에 시달리다 보면 하루 세 끼를 다 찾아 먹기가 힘들다. 대개 아침을 거르는 경우가 많은데, 그런 경우 점심을 많이 먹으며 보충을 하려는 심리가 있다. 아침단식은 굶거나 거르는 상태가 아닌 영양균형을 위한 하루 2끼니의 생활화이다. 그래서 바쁜 현대인의 생활 패턴에서는 편리하며 자연스럽다. 그 전날의 과식이 심해도 아침단식을 하면 부담이 줄어들며 몸의 해독이 가속화되어 빨리 안정을 찾을 수 있다. 단, 과식한 날만 아침을 거르는 것은 아침단식이 아니다. 아침단식은 하루 2끼의 식생활문화로 새로운 라이프스타일이다.

나는 21년 동안 아침단식을 해왔다. 아침에는 아예 아무것도 먹지 않거나 가볍게 생수를 한잔 할 때가 있다. 하루 세 끼를 다 먹는 것보다 훨씬 더 몸이 쾌적하며 활기찬 생활리듬을 느낀다. 그러다 보니 나는 과체중으로 고민하는 사람들에게 기회가 있을 때마다 아침단식을 하라고 권한다. 대부분의 사람들은 나의 권유에 고개를 끄덕인다. 누구나 쉽게 할 수 있는 아침단식이야말로 일상생활에 적용할 수 있는 최상의 건강법이기 때문이다.

나는 정상적인 식생활을 할 때 키 177㎝에 몸무게가 85kg까지 나갔었다. 아마 내가 보통 사람들처럼 먹는다면 몸무게가 90kg에서 100kg까지 나갈 것이다. 남달리 체내 영양 흡수력이 좋은 체질 탓이다.

몸무게가 많이 나간다는 것은 어떤 의미일까? 겉보기엔 좋아 보이지만 체내의 불순물과 노폐물이 많다는 뜻이기도 하다. 나는 몸무게가 85kg이 되었을 때 체중을 조절하기로 결심했다. 그때 내가 택한 체중 조절법이 바로 아침단식이었다. 그 방법으로 3개월이 채 지나지 않아 10kg을 뺐다. 그리고 아침단식에 이은 소식으로 지금은 몸무게 70kg으로 젊음과 건강을 동시에 누리고 있다.

공복근육이 아침단식의 생활화를 만든다

아침단식을 하면 규칙성과 소식의 습관화가 자연스럽게 된다. 아침단식을 100일만 지속하면 위장이 수축되며 공복근육이 생겨나기 때문에 배고픔이나 식욕으로 인한 고통이 사라진다. 그렇게 되면 일주일에 두 번 정도는 하루 1식을 충분히 할 수 있게 된다.

혹자는 아침을 먹지 않으면 보상심리로 점심식사의 분량이 늘어날 수 있다고 생각한다. 전혀 그렇지 않다. 아침단식이 무의식에 입력되어 라이프스타일이 되면 위장의 수축과 공복근육이 강화되어 규칙성과 소식이 일상화된다. 아침단식이 적응되면 나중엔 하루 1식도 쉽게 할 수 있게 체질개선이 된다. 음식섭취량은 관성의 법칙이 있고 가속화가 된다.

SBS 스페셜 '끼니 반란'에서 미국인을 취재하며 하루 식사량을 물어보았을 때, 일부 사람들은 하루 5, 6끼니를 먹는다고 답했다. 또 세끼 식사량의 열량이 10,000kcal가 넘기도 했다. 식사량은 아침을 황제처럼 먹으면 점심은 더 늘어나고 저녁 역시 더 늘어난다. 반면에 아침단식을 하면 점심과 저녁이 줄어든다. 단 어쩌다 저녁을 과식한다고 해도 아침단식으로 인해 음식량 관성의 법칙이나 가속화는 스톱이 된다. 공복근육은 아침단식을 100일만 지속하면 누구나 형성된다.

공복은 미토콘드리아 증가를 일으키며 대사계 변화를 일으키기 때문에 어지간한 배고픔은 오히려 즐길 수 있게 된다. 공복 근육은 위 점막의 분비로 위산의 공격을 막아낼 수 있도록 하는 힘이다. 인간은 배가 심하게 고플 때 화가 나며 위가 쓰리는 느낌을 받는데, 이때에 위산이 위점막을 뚫고 위벽을 공격한다. 한데 반복되는 아침단식을 하면, 위장을 둘러싼 근육이 강화되어 위 점막액을 분비시키며 위산의 공격을 방어하기 때문에 고통이 사라진다. 따라서 공복근육이 제대로 형성되면 아침단식은 자연히 생활화가 되는 것이다.

아침을 먹지 않을 것인가? VS 저녁을 먹지 않을 것인가?

아침단식을 시작하려 할 때 누구나 한번쯤 고민하게 되는 문제다. 그도 그럴 것이 어떤 학자는 '아침을 반드시 먹어야 한다. 아침은 황제처럼 저녁은 거지처럼' 이라는 주장을 펼치기 때문이다.

과연 그럴까? 농경시절은 기계가 아닌 온 몸으로 일을 해야 했기 때문에 밥심을 필요로 했다. 그러나 현대인은 육체노동이 정신노동으로 변화되며 영양과잉으로 밥심이 필요가 없어졌다. 또 농경시절은 전기불이나 문명이기가 없어 해가 지면 잠을 자야 했지만 지금은 저녁과 밤 시간의 활동량이 많다. 저녁식사를 하지 않고 평균 밤 12시 전후까지 활동하기가 쉽지 않다. 게다가 저녁식사를 늦게 하는 라이프스타일이 많아지면서 아침까지 더부룩한 상태의 위장으로 아침식사가 큰 부담이 될 수 있다. 소화관에 부담을 주는 것은 물론이고 간이 해독을 하지 못함으로써 혈액이 탁해지며 독소가 누적된다.

그렇기 때문에 아침단식이 자연의 원리나 과학적인 지식으로 보면 맞다. 일과 후 부교감신경이 작동하여 소화기관이 왕성한 활동을 하는 저녁식사의 즐거움을 없앤다는 것은 의학적으로도 불합리한 것이다.

아침단식을 해야 할 이유 vs 저녁 식사를 해야 할 이유

아침단식을 해야 하는 주된 목적은 간의 해독이다. 아침 시간은 간이 해독을 하는 시간이며 소화기는 공복상태에서 대청소를 하는 시간이다. 그러나 저녁식사 시간은 폐의 활동이 강화되는 시간이어서 식사의 소화활동을 촉진시켜준다. 아침 식사의 시간에 간해독이 하루 중의 청소에 해당한다면, 저녁시간은 폐와 위장의 활동으로 소화흡수력을 높아지는 시간으로 음식물 공급이 반드시 필요하다. 그래서 아침은 단식을 하고 저녁식사는 반드시 해야 한다.

　이러한 원리로 보면 아침은 단식하고 저녁에는 식사를 하는 것이 바람직히디. 또 한 기지 지녁식사를 해야 하는 이유는 지녁에서부터 그 다음날 점심까지의 긴 간격 때문이다. 또 저녁식사를 하지 않으면 밤의 휴식과 활동을 하는 내내 허기를 느끼게 된다. 그 다음날 아침까지 평균 12시간의 간격이 생긴다. 반면에 아침식사를 하지 않은 경우 4시간이 지나면 점심식사를 할 수 있다. 평균 16시간의 공복효과를 충분히 느낄 수 있다는 장점이 있는 것이다.

　만약 장기단식을 한다고 일주일이나 열흘을 단식원이나 병원 같은 곳에 있는 것은 얼마나 힘든 일인가? 우선 시간과 비용이 만만치 않게 든다. 아무것도 하지 않고 오로지 단식만을 위해 그 긴 시간을 투자한다는 것은 어떻게 보면 시간낭비이다. 그러나 아침단식은 일상생활을 지속하면서 한 달에 10일단식을 거뜬하게 할 수 있다. 10일의 장기단식을 부분적으로 나누어서 하는 효과가 나타난다.

　따라서 아침단식은 한번 시작하면 라이프스타일로 받아들이는 것이 좋다. 아침단식을 해본 사람은 안다. 얼굴이 아름다워지고 몸매가 날씬해지며 피로감이 덜하고 더욱 활기찬 생활을 할 수 있는 것이다.

2. 성인병으로부터 자유로워지며 장수하는 길

자유를 위한 몸과 정신의 인내력

동, 서양의 문헌을 보면 일본, 이태리, 영국 등에 2끼 식사의 문화가 있다. 아침과 저녁의 식사가 아니라, 점심과 저녁의 식사였다. 그것도 거의 자연식으로 성인병이라는 것이 없었다. 한데 서구식 식단이 들어오며 3끼 식사를 함으로써 각종 성인병들이 창궐하기 시작했다. 비만, 당뇨병, 고혈압, 심장병을 비롯하여 각종 질환이 생겨났다. 만약 2끼니 식사를 계속 유지했다면 이렇게 극심하게 성인병의 노예가 되지는 않았을 것이다. 3끼니 영양과잉 식사의 폐해는 심각하다. 기름지고 열량이 많은 음식으로 영양과잉이 됨으로써 활성산소를 생성하고 노폐물을 축적한다. 그렇기 때문에 지금이라도 아침단식으로 영양균형을 찾으며 해독이 된다면 성인병으로부터 자유로워질 수 있다.

나는 성인병에 고통 받는 환자를 상담하면 반드시 아침단식을 권유한다. 그들은 이해를 하고 아침단식을 하겠노라고 약속한다. 그러나 일주일후에 다시 오는 환자분들 중에 이런 말을 하는 경우가 많다.

"아침단식의 필요성은 공감합니다. 그러나 실천이 쉽지 않습니다."

물론 오랜 아침식사의 습관을 변화시키는 것은 쉽지 않다. 아침 공복의 어려움이 따른다. 그러나 정확히 3주 만 성인병으로부터 자유를 위해 인내를 하면 된다

흔히 사람들은 아침을 안 먹으면 힘이 없고 현기증이 나서 활동을 할 수 없다고 생각한다. 하지만 전혀 그렇지 않다. 정확히 3주만 지나서 습관이 들면, 오히려 정신이 맑아지고 몸도 가벼워져서 활동하기가 더 수월해짐을 느낄 수 있다.

따라서 선 아침단식의 필요성을 이해한 후에 차근차근 체내 적응력을 높이는 것이 중요하다. 아침단식을 시작하려면 반드시 극복해야 할 몇 가지 고통들이 있다.

아침단식의 적응을 위한 고통들

① 아침의 위산분비로 인해 극심한 배고픔 혹은 위통을 겪는다.
② 점심식사 할 때까지 허기로 인한 무기력증이 수반된다.
③ 아침식사에 대한 습관으로 인해 욕구부족을 느낀다.
④ 영양부족에 대한 원초적 불안감으로 약간의 정서장애가 있다.

이미 말한 것처럼 아침단식은 최소 3주 정도는 해야 적응이 된다. 처음 7일간은 아침의 위산분비로 인해 배고픔 혹은 위통을 느끼는 분이 많다. 몸이 습관화되기 있어 위산분비는 식사시간 전후로 자동으로 되기 때문이다.

그러나 최초 7일이 되면 서서히 몸이 적응이 되며 3주가 되면 아침식사가 낯설어진다. 아침단식이 몸에 익숙해지면 고통은 사라지고 몸이 가벼워짐을 느낄 수 있다.

아침단식을 하며 지켜야 할 원칙

① 점심을 당겨서 먹거나 음료수나 간식 같은 것을 먹어서는 안된다.

② 단, 처음에는 간단한 유동식이나 생야채즙, 생과일주스 같은 것은 마셔도 된다.

③ 배가 고플 때(위산분비 과다의 상태)는 생수를 조금씩 마신다.

④ 점심식사를 천천히 할 때 음식물을 오래 씹으며 양은 줄인다.

⑤ 야채와 과일을 조금 더 섭취하여 영양의 균형을 잡아주어야 한다.

만성 질환이나 비만, 성인병으로 고통 받는 환자들의 아침단식의 효과는 뚜렷하게 나타난다.

그러한 질병들은 몸의 독소로 주원인이다. 그들은 영양과잉과 몸의 독소로 인한 쇠사슬을 차고 있는 셈이다. 나는 그들에게 자유를 찾도록 도와주었고 실제 효력은 뚜렷하게 나타난다. 성인병의 노예로 살 것인가? 자유를 누릴 것인가? 그에 대한 선택과 해결책은 자신에게 있다.

몸이 원하는 욕구대로 끌려가면 성인병의 노예가 된다. 하지만 몸을 통제하고 다스리면 몸은 스스로 치유력을 얻게 되어 자유인이 될 수 있다. 그러한 원리로 보면 아침단식은 몸을 컨트롤하는 효과와 더불어 해독을 하기 때문에 성인병으로부터 자유의 길을 찾는 등불이 될 수 있는 것이다.

장수를 위한 건강혁명의 횃불

세계 3대 장수촌은 남미 에콰도르의 빌카밤바계곡, 파키스탄의 훈자, 코카서스의 그루지아 지방이다.

그중에서도 장수자가 압도적으로 많은 곳이 코카서스의 그루지야지방이다. 그루지아인들은 왜 장수자가 많을까? 그루지야인의 식생활을 살펴보면 흥미로운 점이 있다. 그들은 아침식사를 하지 않는다. 자연적 아침단식을 한다는 뜻이다. 점심은 하루의 일과를 끝낸 시간인 오후 2시~4시까지이다. 저녁은 6시에서 7시 30분 무렵까지 섭취하는 식생활 문화이다. 이러한 식생활은 몸의 자연스런 반응에 맞춘 것이라 할 수 있다. 자연의 이치로 보자면, 포식동물은 사냥(일)을 마쳐야만 식사를 하고 초식동물은 아침에 물을 마시고 이동을 하며 점심 때부터 본격적으로 풀을 뜯기 시작한다.

아침에 일어나자 말자 눈을 부비며 억지로 국으로 밥을 밀어 넣는 식사습관은 자연적이지 않다. 장수자들의 식생활을 보면 알 수 있다. 세계 3대 장수촌의 특징을 살펴보면 식생활 부분은 아침단식과 거의 일치한다.

그들은 아침을 먹지 않거나 극소량을 먹고 소식을 하며 좋은 물을 마시고 야채와 과일을 많이 섭취하여 균형식을 한다. 물질문명의 풍요로움을 누리며 만성병과 성인병에 시달리며 단명을 할 것인가? 아침단식을 하며 건강을 누리며 아름답고 날씬한 몸으로 100세 이상의 장수를 누릴 것인가?

당연히 후자를 선택하여야 할 것이다. 이러한 원리로 보면 아침단식은 기존의 습관으로부터의 혁명이다. 인간은 위험이 감지되면 본능적으로 몸을 도사리게 되는데, 그것은 몸과 마음의 자기보호 본능이다. 아침단식에 대한 건강정보에 대한 반응도 마찬가지이다. 막상 아침단식을 하려고 하면 본능적인 두려움을 느낀다.

하지만 과학적으로 아침단식을 이해하고 막상 시작하면 몸은 빠르게 적응한다. 따라서 누구나 쉽게 접근할 수 있는 아침단식은 인체에 혁명을 불러일으키는 횃불이다. 심리학적으로도 인간에게는 실제의 고통보다 미리 상상하는 고통이 훨씬 크게 다가온다고 한다. 그러므로 미리 아침단식으로 젊음과 건강, 성공을 상상함으로써 고통을 줄이는 노력을 하는 것이 최선책일 것이다.

3. 운명이 바뀌는 식생활의 비밀

두뇌와 내장의 기능이 좋아지면 관상이 바뀐다

아침단식을 하면 가장 눈에 띄게 변하는 것이 얼굴이다. 하루 3끼의 기름진 식사로 얼굴이 크고 볼이 쳐진 사람은 7일만의 아침단식에두 얼굴이 달라진다 가장 먼저 위장과 장이 연결된 광대뼈 안쪽 뺨과 볼 살이 줄어들며 얼굴이 작아진다. 또 얼굴의 피부지방이 연소되며 전체적으로 리프팅이 되기 시작한다.

얼굴은 인체의 계기판으로 식생활의 영양상태를 밀접하게 반영시키기 때문에 빠르게 변화된다. 그러한 얼굴변화의 상태는 관상이 변화하는 것을 의미한다.

얼굴과 관상의 관계

얼굴은 인체의 계기판이며 관상은 그 계기판을 판독하는 관법이다. 한의학의 망진(望診)은 얼굴의 기미와 찰색, 형상을 통해 질병을 진단한다. 반면에 관상은 망진(望診)을 포함한 두뇌와 내장의 상태, 심리와 성격, 운명까지를 망라한 전체적인 판독을 한다. 그래서 얼굴을 보는 것과 관상을 보는 것은 다르다. 일반적으로 얼굴은 인상과 미학을 논하며 관상은 두뇌와 내장의 기능을 포함한 선반적인 변화를 내포한다.

아침단식을 하면 얼굴에 비해 관상은 조금씩 바뀌지만 나중엔 많은 변화를 한다. 얼굴은 아름답게 몸은 날씬하게 되는 상태가 발전하여 관상자체가 바뀐다. 그럴 수밖에 없는 이유는 아침단식으로 해독이 되며 공복효과로 생명력이 활성화되어 성장호르몬을 비롯한 각종 유익한 생체활동이 가속화되기 때문이다. 비만과 대사증후군, 만성질환자의 경우에도 자연치유력이 강화되어 건강을 되찾게 되면 두뇌와 내장의 기능이 좋아지며 관상이 바뀌게 되는 것이다.

아침단식을 시작하게 된 동기

나는 21년 전에 '식이 운명을 바꾼다.'는 일본의 미즈노 남보쿠의 책을 읽고 큰 감명을 받았었다.

당시 나는 건강과 성공, 운명의 관계를 연구하고 있을 때였다. 한데 그의 책은 대단히 설득력이 있었다. 우선 그의 이력부터가 특이했다. 그는 전설적인 일본의 운명학자이자 사상가로 조실부모하고 술과 도박을 일삼다가 감옥에 갇혔다. 그는 그곳에서 가난하고 죄지은 사람들의 관상이 성공한 사람들과 다른 것을 발견했다. 그래서 출옥 후 자신의 운명이 궁금해 관상가를 찾아갔다. 한데 관상가는 그가 1년 안에 죽을 운명이라는 말을 했다. 그는 실망을 하고 가까운 절에 출가를 청했다. 그러나 절의 주지 스님은 이렇게 말했다. "중이 되는 것은 아주 힘든 일입니다. 앞으로 1년 동안 보리와 흰콩으로만 식사를 하고 다시 돌아오면 그때 받아주겠습니다."

그는 그렇게 하겠노라고 하고 바닷가에서 짐꾼으로 힘들게 일하면서 그 약속을 지켰다. 그리고 1년을 무사히 넘기고 출가하기 위해 절로 향하던 그는 자신의 죽음을 예언한 관상가를 찾아갔다. 그를 알아본 관상가는 크게 놀라며 물었다.

"완전히 관상이 바뀌었군요. 어디서 큰 덕을 쌓았습니까? 아니면 사람의 목숨을 구했습니까?"

그는 가만히 생각을 하다가 답변을 했다.

"생명을 구한 일은 없지만, 스님과의 약속을 지키기 위해 1년을 보리와 흰콩만 먹었습니다."

그 관상가는 고개를 끄덕이며 말했다.

"식사를 절제한 것이 큰 음덕을 쌓았습니다. 그것이 당신을 구했습니다."

관상가에게 요절할 운명이 사라졌다는 말을 듣고, 그는 출가보다는 관상가가 되기로 결심을 했다. 그는 전국을 돌아다니며 처음에는 이발사의 제자가 되어 3년간 인간의 얼굴 모양을 연구했다.

그 다음 3년은 목욕탕에서 일하며 사람의 벗은 모습을 관찰했다. 마지막 3년간은 화장터의 인부로 일하면서 죽은 사람의 골격을 연구했다. 이렇게 9년간의 수업을 마친 후에 그는 관상가로 세상에 이름을 알렸다.

그는 노년에 거대한 저택에 큰 창고만 7동이 된 갑부가 되었으나 보리 1홉 반, 술 1홉, 반찬은 1탕 1채의 간소한 식사를 하였다. 쌀은 물론, 쌀로 만든 떡도 먹지 않았다고 한다. 관상뿐 아니라, 여러 사상에도 능통했던 그는 일본 조정에서 대일본, 일본 중조라는 파격적인 칭호까지 받았다.

나는 21년 전 그의 사상에 감명을 받고 그 즉시 아침단식을 시작했다. 그리고 그와 같이 단순한 식생활을 하며 식탐이나 과식을 해본 적이 없다. 그 결과 나는 원하는 꿈을 이루었고 많은 분들에게 운명을 바꾸는 식생활의 비밀을 전파했다. 과연 그렇게 될까? 나는 2004년에 출간한 《부자체질, 가난한 체질》을 집필하며 수많은 부자들과 성공인을 만난 적이 있다. 당시 인터뷰 약속을 할 때, 꼭 식사를 함께 할 것을 요청하여 그들의 식사습관을 관찰했다. 그 결과 그들은 절제된 식사를 했으며 아침식사를 하지 않는 분도 많다는 것을 확인했다. 예외는 없었다.

또 가난한 사람들의 식생활을 보기 위해 무료식사를 제공하는 곳에서 수차례 식사를 하며 그들을 관찰했다. 그 결과는 말할 필요가 없다. 그래서 나는 사람들을 만나거나 환자를 진료하며 끊임없이 아침단식을 해야 하는 이유를 설명해주며 권유를 한다.

건강과 질병, 운명의 근본은 식생활

내가 미즈노 남보쿠의 책을 통해 감동을 받은 부분은 관상학이 아니었다.

그가 연구한 절제된 식생활이 관상을 변화시킨다는 사상이었다. '길흉의 근본이 식사에 있다는 것' 으로 그는 이렇게 말했다.

"음식의 중요성을 깨달은 이후에 식사량을 보고 그에 따라 평생의 길흉을 판단했습니다. 그 결과, 만의 하나도 실수하는 일이 없었습니다. 수년간 사람들에게 식탐 없는 소식법을 가르치고 사람들에게 확인을 많이 해보았습니다. 일 년 뒤에 틀림없이 큰 화를 입어야 될 사람도 식사를 절제하면 반드시 화를 면했습니다. 오히려 뜻하지 않은 좋은 일까지 생겼습니다. 또 평생 가난을 면치 못하는 불행한 운명을 갖고 있던 사람은 성공하고 세상에 널리 유명해지기까지 했습니다. 오랜 지병으로 절대 오래 살 수 없었던 사람도 음식으로 인해 장수하는 것을 헤아릴 수 없이 많이 봤습니다. 잘 살고 못 사는 것, 오래 살고, 일찍 죽는 것 등은 물론, 성공이나 출세 등도 모두 음식을 절제하는 것이 그 시작이며 끝입니다. 배웠다고 하는 사람들은 내 말을 비웃을지 모르지만, 절대로 그 뜻을 소홀히 여기는 일은 없었으면 합니다."

미즈노 남보쿠의 식생활 절제의 어록

① 세상에 큰 뜻을 펴고자 하는 사람이라면 단 하루만이라도 음식을 절제해주기 바랍니다. 자신이 성공할 것인가를 알고 싶다면 먼저 식사를 절제하고, 이를 매일 엄격히 실행해보면 됩니다. 만약

이것이 쉽다면 반드시 성공할 것이고, 그렇지 않다면 평생 성공할 수 없다고 판단하면 됩니다.

② 배가 불러도 억지로 먹고, 닥치는 대로 아무거나 마구 먹는 사람은 흐트러진 행동을 자주 보입니다. 마구 먹으면 정신도 흐트러지고, 만사가 쉽게 풀리지 않습니다.

③ 음식을 소식하는 사람은 병으로 죽는 일이 없습니다. 사는 동안 다른 고통도 없습니다. 하늘에서 준 명을 다하고 죽기 때문에, 임종 시에도 혈색과 맥이 좋은 경우가 많습니다.

④ 많이 먹는 것은 내 운명을 표적으로 활시위를 당기는 것과 같습니다. 충분히 먹고 싶다는 생각은 다 마음이 가난하기 때문에 생깁니다. 마음이 가난해 항상 먹고 싶다는 생각이 드는 것입니다.

⑤ 식사가 무절제한 사람의 인생은 등불 없이 칠흑 같은 밤길을 걷는 것과 마찬가지입니다. 그러니 기뻐해야 할 것도 식이요. 걱정해야 할 것도 식입니다.

이를 살펴보면 아침단식의 건강과 질병, 소식의 생활화, 얼굴과 관상, 정신력과 절제 등이 모두 연관이 되어 있다. 그 책을 읽는 당시 나는 사상체질을 연구하였기 때문에 그의 이론이 동무 이제마의 사상과 일맥상통하는 것을 발견했다. 동무 이제마 선생은 의학자로서 관상이나 운명을 논하지 않았다. 하지만 그가 쓴《동의수세보원》에 보면 섭생(음식과 생활습관)을 강조하고 있다. 그렇기 때문에 바른 섭생을 가지면 병에 걸리지 않는다는 사상이나 미즈노 남보쿠 선생의 사상이 크게 다를 바가 없었다.

그러한 점은 아침단식의 원리와도 크게 다를 바가 없다. 해독과 공복으로 얼굴은 아름답게, 몸은 날씬하게 만드는 것이 두뇌와 내장의 기능을 강화시킨다는 원리와도 상통한다. 따라서 아침단식으로 건강과 질병, 운명의 근본이 되는 식생활 개선을 하는 것이 바람직할 것이다.

4. 아침단식의 놀라운 자연치유의 효과

산성 체질의 증상

① 배가 나오고 피하지방이 필요 이상으로 쌓인다.

② 피부에 윤택이 없어지고 거칠어진다.

③ 계단을 오르면 숨이 차다.

④ 잠깐 걸어도 피곤하고 쉽게 졸음이 온다.

⑤ 기억력이 감퇴된다.

체질개선의 효과

① 체내불순물 및 노폐물이 제거된다.

체내의 장기들이 휴식하게 되면 우리 몸속에 축적되어 있던 각종 불순물과 노폐물들이 인체의 정화 작용에 의해 자연스럽게 제거된다. 이들 각종 불순물과 노폐물은 관절이나 근육, 피하, 소화 · 흡수기관의 내장 벽에 축적되어 있다. 에너지 흡수량은 많고 소비량은 적은 현대인들에게 이러한 불순물과 노폐물은 인체에 치명적인 해를 입히는데, 이들 불순물과 노폐물의 제거는 단식으로 얻을 수 있는 가장 일차적인 효과이다.

② 혈액이 정화되며 면역력이 증대된다.

단식을 하게 되면 외부에서 공급되던 에너지가 차단되며 몸은 내부의 에너지를 소모하게 된다. 먼저 병적인 조직, 지방 덩어리, 군살 등 필요 벗는 조직에서 신장과 간장 조직까지 순차적으로 인체의 에너지원으로 쓰인다. 그래서 아침단식을 하면 조직과 혈액의 각종 불순물, 독소, 노폐물이 소모되어 면역성이 높아진다.

'얼굴은 아름답게 몸은 날씬하게' 의 효과

③ 얼굴의 균형이 잡혀 아름다워지며 피부가 맑아진다.

단식은 체질의 균형을 잡아주며 얼굴을 아름답게 피부를 맑아지게 한다. 아침단식으로 다이어트가 되며 얼굴의 병적인 조직과 군살 등이 빠지게 되며 얼굴 형태가 바로 잡혀 윤곽이 살아난다. 또한 각종 독소와 노폐물이 해독되고 산성화된 몸이 약 알칼리로 변화되므로 피부가 맑아지는 효과가 있다.

④ 비만 해소 및 체질 균형이 잡힌다.

단식으로 인해 외부로부터 공급되는 에너지가 차단되면 체내 에너지의 분해가 가속화된다. 그래서 인체의 내부 에너지를 사용함으로써 질병에 대한 면역성을 높인다. 인체의 내부 에너지는 쓸모 없는 병적 조직이나 지방 덩어리 등이 분해되어 에너지원으로 쓰이는 것이므로 단식은 비만 치료에 있어 최고의 효과를 낼 수 있는 것이다.

해독과 정화의 효과

⑤ 글로뮈가 재생되고 두뇌 기능이 향상된다.

글로뮈(glomus)란 동정맥문합(動靜脈吻合) 구혈관 등의 의미로 원활한 혈액순환을 위한 하나의 조절 기관이다. 모세혈관과 밀접한 위치에서 혈액순환을 조절하는 기능을 한다. 그런데 이 글로뮈는 영양 과다, 스트레스, 운동 부족 등으로 인해 제 기능을 다하지 못하게 되는 수가 많다.

이러한 글로뮈를 재생시키고 복원하는 데는 아침단식이 최고로 효과적이다. 글로뮈의 재생과 회복으로 뇌의 혈액순환이 개선되어 두뇌기능이 향상된다.

⑥ 체내의 불순 점액을 배설하고 정화한다.

인체에는 체내와 체외를 연결하는 관이 있다. 그런데 체내의 조직과 체외의 환경이 불협화음을 일으키면 관 조직에 장애를 일으키는 점액이 형성된다. 이것을 독성 점액이라 하는데, 콧물·가래·눈곱·여성의 경우는 냉대하 등으로 나타난다.

아침단식은 이러한 독성 점액을 쉽게 배설하게 하여 인체를 정화하는 작용을 한다. 기관지 천식, 콧물 알레르기 등의 난치병은 아침단식으로 치유 효과를 높일 수 있다.

정신력 강화의 효과

⑦ 의지력이 강해지고 생명력이 용솟음친다.

체력이 약해지면 의지력도 약해지게 마련이다. 인체에 불필요한 노폐물이나 불순물을 쌓아둔 사람의 의지력이 강해질 수는 없다. 그런데 아침단식을 하면 습관과 배고픔을 이기는 의지력이 강해지며 체력도 좋아진다. 의지력과 체력이 강해지면 생명력은 자연히 용솟음치게 된다.

먹기만 하면 졸린 이유

밥을 먹고 나면 졸음이 쏟아진다. 식후 30분에서 1시간 사이가 고비다. 왜 그럴까? 바로 소화 작용을 하는 신경 조직인 부교감 신경이 작동하기 때문이다.

부교감 신경은 소화와 흡수를 담당하는 내부 장기의 활동을 자극하는 신경계이다. 부교감 신경이 활동을 시작하면 뇌의 혈액을 위장으로 집중시키고 혈관을 넓혀 혈압을 내리게 된다. 이로써 심장의 활동이 느슨해지고 동공이 닫히며 신경 또한 나른해진다.

그래서 《내일부터 아침식사를 굶으세요》의 저자인 일본의 의사 오사나이 히로시 박사는 이러한 생리적 현상을 설명하며 "직장에서의 사고는 오후 2시경이 가장 많다"고 지적했다. 점심식사 후 1시간이 경과한 시점이다. 아침단식에서의 점심을 가볍게 먹는 것이 좋은 이유와 일치한다.

특히 과식을 하거나 비만인 사람이 잠을 많이 자는 이유는 이러한 원리로 부교감 신경의 작용력이 강화되기 때문이다.

(4) 아침식사에 관한 뜨거운 찬, 반 양론의 올바른 이해

인간이 농경생활을 시작한 이래 아침식사에 관한 인식은 무의식에 깊이 각인되어 있다. 그 이유는 새벽 일찍 일어나서 힘든 농사일을 하는데도 영양 칼로리가 모자랐던 시설의 식생활 습관이 고정관념이 되었기 때문이다.

농사일은 배부른 상태에서 뱃심이 든든해야 잘 할 수 있으며, 허기를 느끼지 않는다. 농번기엔 아침식사는 필수였고 식사를 여러 차례 했다. 첫새벽의 아침식사, 오전 중의 참, 점심식사, 오후의 참, 저녁식사까지 하루 5끼니를 먹기도 했다.

그렇지만 일꾼들은 여전히 배가 고팠고 살은 잘 찌지 않았다. 3끼 식사를 해도 단백질과 지방질이 부족했던 탓이었다. 채식민족인 우리나라의 경우, 고깃국과 이밥(쌀밥)을 먹는 것은 일 년에 명절 때와 농번기 때 일부 뿐이었다. 서구의 식생활이 본격적으로 들어오기 전까지는 그랬다.

1980년대 중반 이후부터 그 문화가 어떻게 변하고 있는가. 농사에서 공장까지 노동집약적인 인력중심에서 기계화의 대량생산체계로 변했고 육류와 지방질이 식탁을 점령했다. 옛날과 달리 고칼로리 시대가 되면서 영양과잉으로 대사증후군이 생겨나며 각종 성인병이 창궐하기 시작했다.

하루에 섭취할 영양칼로리가 과잉이 된 것이다. 기계화된 대량 생산체계로 뱃심(배의 힘)이 필요하지 않는데도 여전히 아침식사를 하자 비만 인구가 속출했다. 그러자 다이어트 붐이 일어나고 몸짱 열풍이 불고 피부과와 성형외과가 늘어났다.

이 모든 현상들은 문화적 변화와 더불어 가장 자연적인 식생활로 돌아가야 할 때를 알린다. 이미 시대가 바뀌고 영양과잉 시대에서 영양균형을 위한 아침단식이 필요한데도 일부 사람들은 여전히 아침식사를 강조한다.

그들이 주장하는 아침식사의 당위성은 두뇌의 포도당 공급, 세 끼식사의 습관, 밤의 긴 공복 등 다양하다. 그러한 주장들은 과학적 원리가 아니고 거의 자기 원칙이나 고집과 다름이 없다. 그래서 아침식사를 하지 않을 때, 즉 '아침단식은 해롭다'는 그들의 주장을 놓고 올바른 이해를 하는 것이 빠를 것 같다.

아침단식의 문제점 제기와 올바른 이해

① 장시간의 굶주림은 한 번의 폭식으로 이어질 수 있다.

굶주림은 폭식을 부른다. 하지만 아침단식은 굶주림과 다르다. 무의식에서 굶주림이 입력되면 폭식은 본능적으로 나타난다. 하지만 아침단식은 해독과 공복의 효과가 나타나는 영양 균형식이므로 소식으로 이어진다.

② 위염, 역류성 식도염, 대장의 기능 저하로 변비를 초래할 수 있다.

위염과 역류성 식도염, 변비는 아침단식으로 오히려 개선될 수 있다. 나는 위염과 역류성 식도염, 변비증세가 있었지만 아침단식으로 모두 개선했다. 수많은 환자들의 임상치료 역시 동일하게 나타났다.

③ 성호르몬의 분비를 떨어뜨려 생식능력의 감퇴를 초대할 수 있다.

인간과 동일한 포유류 동물들 중에 맹수들은 하루 1끼니, 이틀에 1끼니 만 먹는다. 그런데도 생식능력은 활발하다. 세계 최고의 장수촌인 코카서스의 그루지아 지방 노인들은 아침식사를 하지 않는데도 60세 이후에도 활발한 성생활을 하며 자식을 낳기도 한다. 성호르몬 분비는 영양균형이 되면 더욱 더 높아진다.

④ 두뇌활동이 많은 사람에게는 부적절하며 효율을 저하시킨다.

상당수 수험생들이 아침식사를 하지 않고 시험장으로 간다. 그들은 아침식사를 하지 않아야 머리가 맑아진다는 것을 느낀다. 뇌는 해독과 공복을 통해 더욱 맑아지며 기능이 좋아진다. 특히 오전의 필요한 포도당은 저녁식사로 준비되어 있기 때문에 두뇌 활동과 전혀 무관하다는 것이 과학적 상식이다.

⑤ 어린이의 성장호르몬 분비를 저하시키고 영양결핍을 일으켜 성장을 저해시킨다.

성장호르몬은 공복효과로 배가 고프다는 것을 느낄 때 더 분비가 된다. 어린이의 입맛과 배고픔의 신호가 정확할 때, 성장호르몬 분비는 더 활발해진다. 아침단식을 하면 독소와 노폐물이 제거되어 영양균형이 더 잘 이루어지며 식욕증가와 에너지흡수력이 좋아짐으로써 성장에 도움이 된다.

⑥ 당뇨가 있는 사람은 당충격이나 저혈당이 생길 수 있다.

당뇨의 원인은 대부분이 대사증후군이다. 상식적으로 그 증세는 과잉영양공급이 원인이며 영양균형이 되면 좋아진다. 아침식사를 하지 않으면 오히려 세포의 인슐린저항성은 줄어들고 혈중 인슐린 수치가 떨어지는 것이 과학적인 실험결과로 나온다. 당충격이나 저혈당은 굶주림이 심할 때의 일이고 아침단식과는 무관하다.

⑦ 양의학적으로는 갑상선 기능 항진증, 저하증 등 대사성 질환에는 위험하다.

대사성 질환의 원인은 비만이나 영양과잉으로 대사기능이 저하되어 나타난다. 아침단식을 하면 오히려 대사기능이 정상화되면서 갑상선기능이 좋아진다. 아침단식은 영양균형을 최적화하기 때문에 오히려 도움이 된다.

⑧ 한의학적으로는 위기허증, 위기상역증 등 소화기 질환 및 양허증, 기허증을 유발할 수 있다.

아침식사를 많이 한 상태에서 곧장 일터로 가서 극심한 스트레스를 받으면 위기허증이나 위기상역증 등의 소화기 질환을 일으킬 수 있다. 또 양허증과 기허증은 굶주림 혹은 영양결핍으로 인한 것으로 아침단식과는 아무런 연관성이 없다. 아침단식은 영양균형을 이루는 것으로 오히려 양기와 기 에너지를 강화시켜준다.

이상의 원리로 생각하면 찬, 반 양론에 대한 자신의 입장을 정리할 수 있을 것이다.

아침식사를 하지 않는 것이 옳다고 주장하는 사람들은 2003년 《생활단식 다이어트 & 건강법》 이후 SBS 스페셜의 '1일 1식', '간헐적 단식', '간헐적 단식 그 후 100일간의 기록'에서 충분히 설명이 되어 있다. 나는 이 찬, 반양론에서 누가 더 옳으냐의 시각보다는 시대적 변화와 식생활 문화, 자연적 원리가 적용되어야 한다고 생각한다.

21세기 들어 미국이나 유럽, 일본 등지에서 단식의 연구로 암을 비롯한 각종 질환의 효과를 입증하는 논문, 통계, 실험결과가 쏟아지는 것을 보면 아침단식의 올바른 이해를 하기에 충분할 것이다.

(5) 인체의 자연치유력을 끌어올리는 비법

"장수촌에 장수인이 없다."

장수학을 연구하는 학자들이 세계 장수촌의 위기를 경고하는 말이다. 서구 문명에 물들면서 성인병이 늘어 장수인의 숫자가 크게 줄고 있다는 것이다. 이와 관련해 장수국 일본에서는 '전통으로 돌아가자'는 운동이 활발하다. 중앙일보 'Stop! 노화' 취재팀은 자연의학을 연구하는 네 명의 일본 의사를 찾아가 이들이 추구하는 장수의학의 본질과 장수 비결을 들어 봤다.

일본 도쿄위생병원은 환자와 지역 주민에게 체계적인 건강교육 프로그램을 시행하는 병원으로 유명하다. 단순한 의학 강좌에서 벗어나 건강식을 만드는 요리교실까지 운영할 정도로 적극적이다. 교육을 책임지고 있는 오사무 미주카미(54) 건강의학부장은 "앞으로는 한국이 일본보다 더 오래 사는 장수국이 될 것"이라는 말로 얘기를 시작했다.

장수의학을 논할 때 일본을 모델로 하지 말아달라는 것. 일본이 장수국이 될 수 있었던 것은 소박한 전통식 때문이었다. 하지만 지금은 서구화된 식사에 길들여져 생활습관병(성인병)의 나라가 됐다는 것이다.

그는 언젠가 한국을 방문했을 때 대부분의 식당이 전통식을 제공하는 것을 보고 부러움을 느꼈다고 했다. 그가 교육과 임상에 적용하고 있는 자연의학의 요체는 크게 두 가지이다.

면역력을 높이고, 인체 내 활성산소로 인한 피해를 줄여 인간이 갖고 있는 자연치유력을 끌어올리는 것이다.

과식은 면역력 떨어뜨려

"스트레스와 가공 식품, 그리고 과식은 면역력을 떨어뜨리고, 활성산소를 과다하게 만들어 세포의 노화를 촉진합니다. 유전자를 손상시켜 암과 같은 질병에 걸리는 것도 이 때문이지요."

활성산소란 '테러 분자'라 할 만한 불안정한 산소이다. 산소 주위를 돌고 있는 8개의 안정된 전자 중 하나가 탈락하면서 공격성을 드러내는 것. 따라서 인체 내에 활성산소를 적게 만들거나 활동을 억제하는 것이 건강 비결이다.

"고지방·고단백식, 또 인스턴트 식품은 활성산소의 활동을 촉발합니다. 과식은 무리한 소화를 위해 많은 산소를 필요로 하고, 여기서 남은 산소가 활성산소로 바뀌지요." 따라서 그는 '활성산소를 줄여주는 식품을 섭취하고, 과식을 피하는 것이 장수의 핵심'이라고 강조했다.

긴자에서 오모리 클리닉을 열고 있는 다카시 오모리 원장은 과거 폐암 전문의였지만 질병 치료의 핵심은 자연치유력이라고 생각해 환자에 대한 치료지침을 완전히 바꿨다. 그는 암세포를 죽이기보다 잠자게 해야 한다는 '휴면요법'을 제창, 의학계에 화두를 던진 독특한 인물이다.

노화 방지를 위한 그의 처방 역시 면역 기능 향상과 항산화요법으로 귀결된다. 다만 장을 세척해 숙변을 제거한 뒤 유산균을 넣어

준다거나 식생활에서 부족한 영양소는 기능성 보조 식품으로 보충해주는 적극적인 치료를 시도한다.

"야간 당직으로 피곤한 사람에게 쌀겨에서 추출한 아라비녹실란을 복용하게 했더니 줄었던 '자연살해(NK) 세포'가 현저하게 증가하는 것을 확인할 수 있었습니다."

채소와 과일은 껍질째 먹도록

자연살해 세포는 세균, 암과 같은 인체의 적을 퇴치하는 대표적인 면역세포다. 아라비녹실란은 쌀의 도정 과정에서 벗겨지는 쌀겨, 정확하게 말하자면 씨눈에 존재한다. 일본에선 이를 특수효소로 뽑아내 암 환자용의 약품으로 활용하고 있다.

나고야 시에 자리 잡은 쓰네가와 소화기클리닉 부원장인 히로시 쓰네가와(56) 박사는 홀리스틱(全人) 치료의학 진흥회장을 맡고 있을 정도로 자연의학 전파에 열성이다. 그는 전인치료를 '나무를 보는 벌레의 눈과 숲을 보는 새의 눈'으로 비유한다. 분석적인 시각에서 벗어나 전체성으로 우리 몸을 파악하자는 이론이다.

그가 교육 자료로 사용하는 그림 '치유의 나무'는 인체의 자연치유력을 상징한다. 명상, 복식호흡, 전통식, 웃음요법 등의 동양적인 양생법을 통해 뿌리를 튼튼히 하면 나무는 별다른 치료를 하지 않아도 건강하게 성장한다는 것이다.

쓰네가와 박사 역시 일본이 계속해서 장수국가로 남을 것인가에 대해선 회의적이다. "스트레스와 고지방·고단백식의 범람, 안락한 환경 탓으로 면역력이 저하된 '온실 안의 화초'가 되어가고 있다."는 것이 그의 설명이다.

식품 본래 맛과 향 살려 조리

자연의학에서 가장 중시하는 것은 무엇보다 전통식으로의 회귀다. 이들 세 명이 공통적으로 권하는 식사는 채소나 과일은 껍질째, 곡물은 통째로 가능하면 완전식품을 먹으라는 것. 그리고 조리과정에서도 가능하면 식재료가 갖는 원래의 맛과 색, 향을 살려야 한다고 했다.

이들은 한국인이 즐기는 마늘·토마토·당근에는 리코펜, 포도 껍질과 고구마 껍질에는 안토사이아닌과 같은 항산화 물질이 많다고 추천했다. 식이섬유가 풍부한 현미와 버섯도 권했다. 인체 면역을 담당하는 자연살해 세포나 대식 세포를 증가시킨다는 것이다.

중앙일보(2003년 3월 5일자)

단식의 종주국 대한민국

필자는 2003년에 출간된 《생활단식 다이어트 & 건강법》이나 이번 책 《아침단식》을 집필할 때, 단식 종주국의 의식을 가지고 책임감을 느꼈다.

우리나라가 단식의 종주국이라고 하면 대부분 의아해하며 '어떤 근거가 있는가?' 라고 묻는다. 우리에게는 5000년 전부터 전해 내려오는 단군신화가 있으며, 거기에는 곰과 호랑이가 사람이 되기 위해 100일간의 단식을 했다는 내용이 있다.

이를 현대식으로 풀이하면 당시 곰족과 호족 처녀의 체질개선 방법으로 100일간 마늘과 쑥만 먹고 동굴 속에서 거주했다는 의미로 해석할 수 있다. 한 나라의 건국신화에 단식을 의미하는 내용이 나온 것은 처음이며, 따라서 이는 세계 최초의 단식과 체질개선법이 아닌가 생각한다. 곰과 호랑이가 단식을 한다고 사람이 될 수는 없는 일이고, 그것을 체질개선의 의미로 풀이하는 것이 논리적으로 타당하기 때문이다.

우리나라의 단식과 체질개선의 유구한 역사는 그렇게 시작되어 마침내는 생활단식에 이은 '아침단식' 이 나오게 되었으며, 28체질의학이 탄생하였다. 아침단식은 지금까지 알고 있던 아침식사에 관한 불편한 진실을 알게 하고 건강한 삶을 안내한다. 또한 아침단식의 내용 중에는 28체질의학의 체질개선이 자세히 소개되어 있다. 이는 단군왕검이 시작한 단식과 체질개선의 정신을 이어받은 것이다. 참고로 중국의 한의학, 오늘날의 중의학에는 체질의학이라는 부분이 없다. 이는 필자가 1998년 북경의 세계의학 대회에 참석해서 직접 확인한 사실이다. 따라서 이러한 아침단식과 체질개선을 온전히 우리 민족만의 유산으로 보고 세계화하는 중요하고 심오한 미션을 수행하는 것이 중요한 과제로 남아 있다.

제3장

아침단식의 얼굴과 다이어트 효과

아침단식은 요요현상이 없는 최상의 효과가 있다. 일단 한번 시작한 아침단식은 평생 할 수 있으며, 시간이 흐를수록 소식을 하게 되어 자신의 적정체중을 유지할 수 있기 때문이다. 아침단식은 시간과 비용, 특별한 노력을 들이지 않으면서 건강해지는 일석삼조의 기쁨을 안겨주는 가장 확실한 다이어트법인 것이다.

제3장 아침단식의 얼굴과 다이어트 효과

음식의 공급이 중단되면 배고픔이 발생한다. 그러나 이 시기에는
인체에 숨겨진 놀라운 기능이 작동하게 되는데, 간에 쌓인 노폐물과
독소가 제거되고 피하지방이 소모된다. 단식은 몸을 정화시키고
조직을 개선하며, 독소를 배출하는 놀라운 기능을 한다.

– 노벨 의학상 수상자, 알렉시스 카렐 박사

1. 아침단식으로 피부가 좋아지는 원리는?

피부는 몸과 마음을 나타내는 전광판

피부는 내부의 장기와 기관을 보호하며 내부의 습열과 노폐물을 배출하여 신진대사를 촉진한다. 또한 외부의 좋은 에너지는 받아들이고 나쁜 에너지는 방어한다. 그리고 피부는 특이하게도 몸과 마음의 상태를 반영한다. 내장과 기관의 질병은 물론이고 마음의 건강상태까지 피부를 통해 알 수 있다. 따라서 몸과 마음이 건강한 사람은 피부도 맑고 고우며 윤택하다.

그러나 몸의 어느 한분이라도 이상이 있으면 피부에 반드시 징후가 나타난다. 특히 얼굴의 피부는 몸과 마음의 전광판이라 할 수

있다. 건강의 척도가 피부의 아름다움과 직결된다.

아침단식을 하면 높아지는 요중(尿中)독소 배설량

아침에는 인체의 모든 장기가 잠에서 깨어나며 해독이 시작된다. 또한 음식물을 받아들일 준비가 충분히 되어 있지 않은 상태이기 때문에 체내의 배설 작용이 원활하지 않게 된다. 당연히 요중독소 배설량이 줄어들며 체내의 노폐물이 축적된다.

그래서 아침단식으로 위장을 비우면 체내의 청소작용이 증가하고, 따라서 자연스럽게 요중으로 배설되는 독소양이 증가함으로써 몸이 정화될 수 있다. 전날 밤부터 정오까지 약 16시간 동안 공복의 효과가 있어 장이 튼튼해지는 효과가 있다. 아침단식을 하면 피부가 좋아지는 원리는 이렇게 요중 독소 배설량이 늘어나며 장이 튼튼해지는 것과 관련이 있다.

피부에 공급되는 주에너지원은 대장을 통해서 공급된다. 그런데다 독소배설량이 높아지면 피부는 좋아질 수밖에 없다. 피부에 트러블을 일으키는 원인이 수분부족(건조)과 독소이기 때문이다.

피부가 나빠지는 주된 이유

체내의 습열이 지나치게 많으면 피부의 진액이 건조해지며 모공이 막혀서 내부의 독소가 배출되지 못해서 피부는 나빠지고 내장에도 병이 생긴다. 모공의 신축성이 저하되면 외부의 나쁜 기운을 방어하는 능력이 떨어지게 되어 온갖 질병이 몸속으로 침범하기도 한다.

또한 체내의 독소가 배설되지 않으면 피부를 통해서 독소가 나타나기 때문에 심각한 피부질환을 유발한다.

피부가 몸과 마음을 보호한다는 말이 있다. 한의학적으로 보면 피부가 맑고 깨끗하면 건강한 상태이다. 아주 좋은 피부를 지난 사람이 심각한 질병에 걸린 경우는 없다. 단, 아주 좋은 피부를 지닌 사람이라고 할지라도 불의의 사고나 정신적 고통, 특정 질병에 걸리면 급속하게 피부가 나빠진다. 그 이유는 피부가 모든 질병을 방어하며 내부의 습열, 독소를 배출하는 기능이 탁월하기 때문이다.

이러한 원리로 보면 아침단식이 피부를 아름답게 가꾸고 윤택하게 한다는 것은 틀림없는 사실이다. 실제 아침단식을 오래 한 사람은 피부가 좋다. 피부를 윤택하게 하는 폐와 대장의 기능이 좋으며 체내 독소가 배출되는데 어떻게 피부가 좋지 않을 수 있는가.

아침단식을 하면 피부가 좋아지는 원리

① 피부의 건강과 아름다움은 혈액의 상태와 순환에 의해 결정된다. 아침단식은 해독을 통해 혈액을 맑게 하며 혈액순환을 강화한다.

② 피부를 주관하는 체내의 장기는 폐이다. 아침단식은 음식량을 줄임으로써 활성산소를 줄이며 폐의 해독과 휴식을 촉진한다.

③ 대장은 피부에 수분을 공급하여 피부를 윤택하게 유지시켜준다. 아침단식은 해독을 통해 대장의 기능을 높여준다.

④ 신장의 독소배출량이 높아지고 부신기능이 좋아지면 피부는

윤기가 난다. 아침단식은 요중 독소배출량을 높여주는 효과가 강하다.

　병약하고 피부가 나쁜 환자를 보면 나는 늘 이렇게 말한다.

　"피부를 관리하십시오. 피부가 좋아지면 건강해지고 젊어지며 만병이 사라집니다."

　그 말을 듣고 의아해하는 분들도 있다. 그러나 한의학적 원리로 보면 최고의 치료법이기도 하다. 실제 피부를 건강하고 아름답게 만들 수 있는 의술을 가지고 있다면 명의이다. 한의학의 4대 진단법 중에서 망진은 얼굴 피부의 상태를 면밀히 관찰하는 것으로 피부가 건강의 척도임을 알 수 있다. 단순히 피부과의 화학적이고 기계적인 치료에 의한 것이 아니라, 자연요법으로 아침단식만한 건강법이 없다. 피부는 몸과 마음의 모든 작용과 밀접한 관련이 되어 있는 종합적이고 유기적인 기능이 있기 때문이다.

　장수하는 노인들이나 연로하신데도 건강한 분들은 유심히 살펴보라. 예외 없이 그들은 동안 피부를 유지한다. 피부가 밝고 윤기기 흐른다. 실제 소식을 생활화한 분들이 장수하는 것도 같은 원리이다. 우리 몸의 건강이 피부에 반영되어 나타나는 것은 분명한 사실이다.

　따라서 아침단식을 통해 맑고 윤택한 피부, 동안피부를 가꾸는 것이 곧 건강과 젊음, 아름다움을 추구하는 일과 다음이 아니다. 아침식사를 하는 시간에 자신의 피부를 가꾸고 살펴보며 더욱 아름다운 피부를 추구하며 건강 상태를 체크할 수 있음은 물론이다.

2. 얼굴을 젊고 아름답게 만들어 주는 해독과 공복의 효과

얼굴은 인체의 계기판이다

얼굴은 내부 장기와 기관의 조건과 상태를 나타내며 외부환경의 조건과 영향을 반영하는 인체의 계기판이다. 자동차의 계기판처럼 모든 것을 반영한다. 예를 들면 자동차의 계기판은 연료, 열, 스피드(속도계), 연료공급(RPM), 각종 차체의 이상 신호 등을 나타낸다. 그러나 인체는 유기체이기 때문에 얼굴은 내장과 외부의 상태를 조절하는 주체적 작용력을 지니고 있다. 얼굴의 상태가 좋으면 몸과 마음의 상태가 저절로 좋아지는 유기적인 작용을 한다는 뜻이다. 따라서 얼굴의 피부와 이목구비, 윤곽이 또렷하면 그만큼 건강하고 젊으며 아름답다는 것을 의미한다. 또한 건강과 운세가 좋다는 것을 나타내는 것이다.

얼굴에 관한 연구는 이미 수천 년 전부터 행해져 왔다. 관상가라는 직업도 마찬가지이다. 중국은 공자 이전부터 돈을 받고 관상을 봤다. 아리스토텔레스는《동물의 역사》에서 무려 여섯 장을 할애하여 골상학을 설명했다. 플레몬(2세기)은 로마제국이 과거의 영광을 잃어가는 동안 관상술에 관심을 불러일으켰고 직업적인 관상가들을 배출했다.

관상학의 과학적 여부를 떠나 동, 서양 공히 관상학을 오래전부터 연구해왔다는 사실은 얼굴이 그만큼 중요하다는 사실을 반증한다. 실제 얼굴은 인체의 계기판으로 인체의 모든 상태와 신호를 나타낸다.

한의학적의 망진법은 얼굴을 관찰하고 진단한다. 특히 체질의학에서는 얼굴과 몸의 조건으로 체질을 분류하기도 하고 내장의 상태를 진단하기도 한다. 과연 얼굴은 그 정도로 중요할까?

나는 지난 2001년에 얼굴분석법을 창안하여《얼굴을 보면 건강과 성공이 보인다》는 책을 출간한 적이 있다. 그 책의 주요 내용은 얼굴과 피부가 건강과 운세에 미치는 영향을 밝힌 것이다. 그러나 기존의 관상학처럼 운명을 논하거나 정해진 관상의 틀을 논하는 것이 아니었다. 인간이 변화시킬 수 있는 얼굴과 피부의 상태를 과학적으로 재조명한 것이었다.

예를 들면, 이마가 넓고 높은 사람은 영리하고, 얼굴이 추한 사람은 범죄자나 멍청이로 보는 그런 구분이 아니다. 이마를 보면 그 것과 연관된 뇌의 전두엽을 생각하며, 얼굴이 추한 사람의 나쁜 피부는 내장의 상태와 연관이 되어 있다는 이론으로 한의학적 원리를 밝혔다. 그렇다면 얼굴의 진짜 구성요소는 무엇이며 과연 변화할 수 있을까?

미국 MTT 미디어 연구소의 펜틀랜드의 연구에 따르면, 하나의 얼굴은 약 100개의 조각으로 이루어진 모자이크라고 한다. 그는 '고유의' 또는 '개별적인'이라는 의미를 지닌 독일어 접두사 '아이겐(eigen)'을 따와 이 조각들을 '아이겐페이스(eihenface)'라고 명명했다. 아이겐페이스는 독립적인 얼굴 단위로, 하나의 아이겐페이스에서 일어나는 변이는 다른 아이겐페이스에 영향을 미치지 않는다. 그래서 어떤 아이겐페이스는 단일 피부조각으로 작용을 한다. 그렇기 때문에 이 아이겐페이스는 얼마든지 변화할 수 있다.

영화 〈페이스오프〉와 같이 완전히 바뀐 얼굴이 현대에서는 흔하다. 인터넷을 검색해보면 인기 탤런트, 혹은 영화배우의 비포-에프터가 놀랍기만 하다. 완전히 알아볼 수 없는 얼굴의 변화에서부터 자연스런 변화에 이르기까지 얼마든지 일어난다. 그리고 중요한 사실은 어떤 방법으로든 일단 얼굴이 바뀌면 변화는 일어난다.

얼굴은 화학적이고 물리적인 변화에 작용하므로 가능한 일이다. 얼굴이 수려하고 피부가 밝고 윤기가 난다면 그건 부의 상징이나 성공의 상징이다. 영화배우나 기생 오라비처럼 생겨야 한다는 뜻이 아니다. 얼굴과 피부가 좋다면 건강하고, 활기차며, 에너지가 넘치는 것을 나타내기 때문이다. 실제 거의 모든 인체의 상태나 조건은 얼굴에 나타난다. 이러한 사실은 얼굴의 이목구비나 피부가 건강과 젊음, 운세에 영향이 있음을 나타낸다.

그렇다면 어떻게 얼굴을 변화시킬 것인가? 최상의 방법은 얼굴의 이목구비와 피부를 개선하는 것이다. 자연요법으로 하자면, 아침단식을 통한 해독과 다이어트 효과이다. 기본적으로 얼굴의 윤곽과 조직, 피부를 변화시키면 되기 때문이다. 어떻게 아침단식으로 얼굴이 변화하고 피부가 좋아질 수 있을까?

얼굴이 변화되는 아침단식의 핵심적 원리

① 얼굴의 크기는 몸과의 비율에서 결정되기 때문에 해독으로 다이어트가 되면 얼굴은 축소된다. 비만이 되면 얼굴도 자연히 커지며 날씬해지면 얼굴은 자연이 작아진다. 아침단식의 해독과 공

복효과로 다이어트에 성공하게 되면 얼굴은 축소되며 요요현상이 생기지 않는다. 단기간의 빠른 효과가 나타나는 고가의 다이어트 법과 달리 아침단식은 시간과 경비가 오히려 절감되므로 지속적으로 할 수 있기 때문이다.

② 얼굴의 형태는 음식과 몸의 건강 상태에서 결정되어 변화를 하는 특성이 있다. 둥근형은 쌀밥의 비중이 높고 길고 모난 형은 밀가루와 육류의 비중이 높다. 쌀을 주식으로 하는 한국의 농촌 출신이나 동남아인들은 얼굴이 둥근형이 많다. 반면에 독일을 중심으로 유럽인들은 길고 모난 형이 많다. 그 이유는 쌀의 높은 열량이 얼굴로 상승하여 얼굴을 부풀게 하기 때문이다. 반면에 밀가루는 성질이 차기 때문에 얼굴로 열을 올리지 않아서 길게 만든다. 그래서 아침단식을 하면 쌀 비중이 줄어들므로 얼굴이 변화된다.

③ 얼굴의 이목구비는 근육과 골격의 변화에 따라 크기나 형태가 변화될 수 있다. 이목구비는 얼굴의 영영과 깊이 관련이 되어 있다. 비만하면 근육과 골격에 영양과잉이 되거나 부종으로 인해 이목구비를 작게 한다. 반면에 적절한 영양으로 근육과 골격이 조화가 되면 이목구비는 균형을 이룬다. 그러므로 아침단식으로 영양칼로리가 줄면 골격과 근육이 단단해지며 활기차게 변한다.

④ 얼굴의 바탕은 피부가 주로 차지하므로 피부가 좋아지면 얼굴은 흰해지며 아름다워진다. 얼굴의 바탕이 되는 피부는 옷으로 비유하면 원단과 같다. 그래서 비만과 영양과잉이 되면 원단(피부)이 부옇게 뜨고 쳐져가며 생기가 줄어들고 주름과 잡티, 기미가 끼

기 쉽다. 반면에 아침단식으로 해독과 공복효과가 나타나면 독소와 노폐물이 빠지고 젊음호르몬이 분비되어 얼굴의 피부가 밝아지고 윤기가 생기면 얼굴은 고급스럽게 변화한다.

⑤ 얼굴의 처짐과 패임현상은 성장(젊음) 호르몬의 분비가 증가하면 자연적으로 리프팅이 된다. 나이가 들면 성장 호르몬 분비가 줄어들어 얼굴 근육의 탄력도가 줄어들어 처짐이 생기며 얼굴의 뺨이나 입 주변은 근육이 줄어들어 패임현상이 일어난다. 반면에 아침단식의 공복효과로 성장 호르몬이 분비되면 얼굴 근육이 단단해지며 생성되어 팽팽한 상태를 유지하여 더욱 젊어질 수 있다.

⑥ 얼굴의 기미, 잡티, 주름 등은 피부의 상태에 따라 생기거나 사라질 수 있다. 피부의 영양상태가 조건이 악화되면 기미, 잡티, 주름이 많이 생긴다. 여성의 경우, 임신 전후의 피부에 많은 자국이 남는다. 아기에게 영양을 공급하는 동안 기미나 잡티가 생기고 심하면 주름이 늘어나기도 한다. 그래서 아침단식으로 해독과 공복효과로 영양균형이 잡히면 기미, 잡티, 주름은 사라지게 하거나 줄일 수 있다.

이상의 원리로 보면 아침단식으로 얼굴이 변화하는 것은 너무나 당연한 일이다. 실제 인간은 살면서 많은 얼굴의 변화를 느낀다. 성인이 된 후에도 얼굴이 변화하는 것은 영양이나 정신적 상태가 늘 얼굴에 반영되기 때문이다. "40세 이후엔 자기 얼굴에 책임을 져야 한다."고 말했던 미국의 전 대통령 에이브러햄 링컨의 말은 분명히 맞는 말이다.

이는 실제 아침단식을 한 사람들을 대상으로 조사를 해 본 결과 분명하게 확인된 사실이다. 지금은 휴대폰으로 사진을 규칙적으로 비교해보면 얼굴이 예뻐지고 피부가 좋아지며 다이어트가 되는 것을 뚜렷이 확인할 수 있다.

이렇듯 아침단식은 얼굴의 변화에 확실한 효과가 있다. 마음먹은 대로 얼굴을 젊고 아름답게 할 수 있으면서도 건강을 유지할 수 있게 해주는 것이다.

3. 아침단식으로 인한 얼굴의 변화와 나의 다이어트 체험기

검고 거친 피부에서 맑고 부드러운 피부로, 85kg 거구에서 70kg 날씬한 몸매로

나의 아침단식은 지금으로부터 정확히 21년 전에 시작되었다. 그 당시 피부는 검고 거칠었으며 85kg의 과체중이었다. 피부가 검고 거칠어서 "세수했니?"라는 친구의 놀림을 받을 정도였고 육중한 몸을 지녔었다.

그런데 아침단식을 한 결과 놀라운 변화가 일어났다. "왜 그렇게 피부가 좋아?", "미남이시네요."라는 감탄의 대상이 되었고 체중은 70kg으로 날씬한 몸매가 되었으니 말이다. 어떻게 그런 일이 가능할까?

아침단식 후의 얼굴과 다이어트 및 질병치유의 효과

① 피부는 검고 거칠었다.

   아침단식으로 피부가 밝아지고 부드러워졌다.

② 몸은 무겁고 육중했다.

   아침단식의 다이어트 효과로 날씬해지고 몸이 가벼워졌다.

③ 이목구비는 또렷하지 않았다.

   아침단식에 따른 얼굴 변화로 이목구비의 균형이 잡혔다.

④ 뱃살의 풍선효과(튀어나옴)가 심했다.

   아침단식으로 뱃살이 빠져 장의 가스가 빠졌다.

⑤ 속 피부가 건조했다.

   아침단식으로 속 피부가 윤택하게 변했다.

⑥ 얼굴에 기미가 있었고 피부가 부석부석했다.

   아침단식으로 기미가 사라졌고 피부가 윤기 있게 변했다.

⑦ 허리와 관절의 통증이 심했다.

   아침단식으로 다이어트 후에 허리와 관절 통증이 사라졌다.

⑧ 변비와 민감성대장증후군이 심했다.

   아침단식으로 변비가 사라졌으며 대장의 기능이 좋아졌다.

⑨ 상기증과 체증이 심했다.

   아침단식을 통한 식이요법과 자연요법으로 상기증과 체증을
   완치했다.

⑩ 분노감과 불안감이 심했다.

   아침단식으로 감정적으로 안정되고 차분해졌다.

이상의 체험은 분명한 사실이다. 단, 지병이라고 할 수 있는 만성체증, 상기진, 변비, 허리와 무릎관절의 통증 등은 자연요법을 병행했다. 하지만 아침단식을 하지 않았다면 완치되기가 쉽지 않았을 것이다.

세계적인 노화학자로 유명한 미국 텍사스주립의대 명예교수인 유병팔 교수의 저서《125세까지 걱정 말고 살아라.》는 책이 있다. 그 내용의 핵심 중에 하나가 '30% 적게 먹으면 수명이 30% 늘어난다' 이다. 이 말은 아침단식의 원리와 동일하다.

아침단식을 하면 정확히 33% 적게 먹는다. 그런데 하루 30% 적게 먹으면 암을 예방한다는 의학적 보고도 있으니, 얼마나 좋은가. 한의학에서는 이미 수천 년전부터 소식을 강조했지만 이젠 현대의학에서도 소식을 강조한다. 많이 먹으면 체중이 늘어나고, 체중이 늘어난 만큼 몸속 세포가 필요로 하는 산소의 양이 많아지기 때문에 독성산소가 많아진다. 이 독성산소가 암을 비롯한 모든 만성질환의 원인이므로 수명과 관계가 있을 수밖에 없다.

사실 이런 과학적 실험 결과가 아니더라도 많은 분들이 소식이 건강의 비결이라는 것은 알고 있디. 에로부터 소식다동(小食多動, 작게 먹고 많이 움직여라)을 장수와 건강의 비결로 꼽아 왔지 않은가. 참고로 하루 5식을 하며 움직임이 적었던 조선시대 왕들의 평균 수명은 46세에 그쳤다.

따라서 아침단식으로 얼굴도 변화시키고 다이어트를 하며 건강하게 살아가는 것이 바람직한 것이다.

요요현상 없는 다이어트

획기적인 다이어트법은 자주 등장한다. 다이어트에 관심 있는 사람이라면 이미 덴마크 다이어트, 황제 다이어트, 원 푸드 다이어트 등 갖가지 유행 다이어트를 경험했을 것이다. 그런 다이어트를 했음에도 실패하는 이유는 다이어트 법을 성실히 따르지 않았거나 체질에 맞지 않은 경우, 혹은 일시적 성공 이후의 요요현상 등 다양하다. 그러나 여러 번 시행착오를 겪으면서도 다이어트를 하는 이유는 '빨리 빨리' 극적인 효과를 보기 원하기 때문이 아닐까? 나는 다이어트의 맹점은 언젠가는 끝내야 한다는 것으로, 요요현상은 당연히 일어날 확률이 높다고 생각한다.

만일 극단적으로 칼로리 섭취를 제한하는 다이어트를 끝내고 일상생활로 돌아간다면 다시 요요현상이 되는 것은 당연하지 않겠는가? 그런데도 대다수의 비만인은 약물이나 식품에 의존하여 단기간에 살을 빼려고 애쓴다. 하지만 어떤 방법들은 체내에 독소 물질을 더 쌓는 결과를 가져와 체중 조절을 더욱 더 어렵게 만든다.

체중은 한꺼번에 줄이려 하지 말고 서서히 장기적으로 조절해야 한다. 나는 비만으로 고민하는 사람들에게 늘 이렇게 충고한다.

"단기간에 체중을 줄이는 노력은 요요현상을 불러와 또 다른 다이어트 법을 찾아 헤매게 만듭니다."

실제 그렇다. 예를 들어 5kg의 살을 빼는 데 저비용이 들어간다는 다이어트라도 요요현상이 되면 아무 의미가 없어진다. 나는 3백만 원을 들여 3kg을 뺐다는 한 여성이 채 1개월도 지나지 않아 원래의 몸무게로 돌아가는 것을 보았다. 인위적이고 일시적인 다이어트의 요요현상은 어찌 보면 당연하다.

그러한 점으로 미루어보면, 아침단식은 요요현상이 없는 최상의 효과가 있다. 일단 한번 시작한 아침단식은 평생 할 수 있으며, 시간이 흐를수록 소식을 하게 되어 자신의 적정체중을 유지할 수 있기 때문이다. 더불어 얼굴이 좋아지고 건강을 회복할 수 있는 이중 효과가 있다. 아침단식은 시간과 비용, 특별한 노력을 들이지 않으면서 건강해지는 일석삼조의 기쁨을 안겨주는 가장 확실한 다이어트법인 것이다.

4. 뱃살 다이어트 요법과 아침단식 다이어트 프로그램

뱃살 다이어트 요법

뱃살은 당뇨병, 심장병, 고혈압 등 현대인이 앓고 있는 성인병의 첫 번째 발병 요인으로 꼽히고 있다. 심각한 뱃살로 고민하는 사람들은 자신들의 과체중이 잠재적 성인병의 원인이 된다는 사실을 잘 알고 있다. 그럼에도 그들은 좀처럼 뱃살을 빼지 못한다. 왜 그럴까?

그들도 초기에는 살을 빼기 위해 무척 노력했을 것이다. 하지만 많은 돈과 귀중한 시간을 투자해 노력했음에도 불구하고 요요현상으로 인해 다시 살이 찌는 경험을 했을 것이다. 여러 가지 이유가 있겠지만 다이어트에 실패하는 가장 주된 원인은 비과학적이고 인위적인 방법으로 무리하게 살을 빼려고 시도하기 때문이다.

경락 마사지를 받으며 사우나나 에어로빅을 할 때 배에 비닐 랩을 칭칭 감는 분들도 있다. 뱃살을 빼기 위한 노력은 실로 눈물겹다. 한마디로 그들은 뱃살과의 필사적인 전쟁을 벌이는 것이다.

하지만 그 효과는 미미할 수밖에 없다. 뱃살이 찌는 근본 원인은 내버려둔 채 외부적인 노력이나 약품의 힘으로 살을 빼는 데는 분명 한계가 있다. 뱃살에는 독소 물질이 많이 쌓여 있는데, 이는 독소 성분이 주로 복부의 내부 지방에 축적되기 때문이다. 따라서 뱃살을 성공적으로 빼기 위해서는 무엇보다도 먼저 뱃속 내부 지방에 쌓여 있는 노폐물이나 독소 성분을 제거하여 인체를 정화하는 작업부터 해야 한다.

"뱃살을 뺐는데, 금방 다시 요요현상이 생겨요."

이렇게 말을 하는 사람들도 많다. 하지만 요요현상은 다이어트 후의 식습관과 깊은 연관을 가진다. 살을 빼려는 사람들은 대부분 다이어트 기간 동안은 철저히 굶거나 적게 먹으면서 몸무게가 어느 정도 빠져 정상적인 식생활로 돌아오면 무의식적으로 조금씩 많이 먹게 되는 경향이 있다.

그러면 인체의 내부 장기는 기다렸다는 듯이 영양의 공급이 끊길 때를 대비해서 에너지를 축적하게 되는 것이다. 인체가 영양 공급이 끊기는 비상시를 대비해 어떻게 해서든 에너지를 많이 비축해두려고 하기 때문이다. 이런 이유로 굶기를 잘 하면서 불규칙적인 식습관을 가진 사람들은 대개 비만이 되기 쉽다. 그렇기 때문에 아침단식으로 위장의 크기를 줄이며 소식습관을 들이는 것이 반드시 필요하다.

뱃살은 한번 찌면 잘 빠지지 않는다는 특성이 있다. 하지만 아침단식 다이어트요법을 철저히 지키면 다이어트와 함께 체내의 노폐물까지 빠지기 때문에 요요현상이 없는 날씬한 몸매를 유지할 수 있다.

뱃살 다이어트요법의 철칙

① 찬물을 절대로 마시지 않는다.

② 기름진 육류나 가공육을 절대 먹지 않는다.

③ 점심을 소식하고 저녁은 7시 이전에 먹는다.

④ 살코기 육류는 한번에 100g이상을 섭취하지 않는다.

⑤ 요리 1가지에 반찬은 1~2가지로 단순화한다.

⑥ 냉장고의 밑반찬이나 찬 반찬은 절대 먹지 않는다.

⑦ 하루 수분량은 1L 이내로 줄인다.

⑧ 하루 1시간을 걷거나 운동을 한다.

이상의 아침단식 뱃살다이어트 요법을 행하면 80% 이상은 뱃살이 빠진다. 일부러 빼려고 하지 않아도 빠실 수밖에 없다. 이대로 해도 빠지지 않는 20%는 이 7가지 철칙을 정확하게 지키지 않았다고 볼 수 있다. 특별한 병적인 원인이 아닌 경우엔 모두 빠지게 되어 있다.

아침단식 다이어트 프로그램

아침단식 다이어트는 자연스러운 효과가 일어난다.

누구나 부작용 없이 자연스럽게 체중을 조절할 수 있으며 비교적 쉽다. 단, 아침단식 다이어트를 하기 전에 기본적인 자세가 중요하다. 무조건 아침단식을 한다고 해서 다이어트가 되는 것이 아니다. 정신적인 자세를 가다듬고 제대로 해야 효과가 있다.

아침단식 다이어트의 사전 준비

① 우선 체중 조절 목표를 정해야 한다.
② 아침단식에 따른 생활계획표를 짜야 한다.
③ 점심을 소식 혹은 아점단식하고 저녁을 오후 7시 전에 한다.
④ 수분 조절을 위해 하루 1L 이하의 물을 마신다.
⑤ 요리 1가지 반찬 2가지 이내의 단순식을 한다.

아침단식·소식 응용 체중 조절 프로그램은 5kg 이상을 감량하려고 할 경우 일주일에 2일간의 소식이 필요하고, 10kg 이상을 감량하려면 일주일에 3일의 소식이 필요하다.

초보자일 경우는 3kg 감량을 목표로 서서히 빼는 것이 좋다. 5kg까지의 감량은 일주일의 2일간 소식으로 쉽게 이루어진다. 그러나 그 이상의 감량은 3일 혹은 4일의 소식을 병행해야 한다. 아침단식과 소식 건강법을 오랫동안 계속하게 되면 구태여 이 프로그램을 따르지 않더라도 이상적인 체중을 지닐 수 있게 될 것이다.

아침단식과 소식을 응용한 체중 조절 프로그램

감량 목표 체중	해당 프로그램
1kg	3주 동안 일주일에 1일은 소식(점심을 30% 줄여 하루 50% 섭취)
3kg	4주 동안 일주일에 2일은 소식(점심을 30% 줄여 하루 50% 섭취)
5kg	4주 동안 일주일에 3일은 소식(점심을 30% 줄여 하루 50% 섭취)
7kg	8주 동안 일주일에 2일은 소식(점심20% 저녁10% 줄여 하루 40% 섭취)
9kg	8주 동안 일주일에 3일은 소식(점심20% 저녁10% 줄여 하루 40% 섭취)
11kg	12주 동안 일주일에 2일은 소식(점심20% 저녁10% 줄여 하루 40% 섭취)

＊ 하루 3끼니를 기준으로 100%(아침 30%, 점심 30%, 저녁 30%, 간식 10%), 아침단식으로 30% 절감.

소식으로 하루 40%는 2끼니를 다 채우는 것이 아니라 1.5끼니라고 이해한다.

(6) 다이어트와 얼굴의 관계

다이어트가 되면 얼굴은 자동적으로 아름다워진다. 리프팅으로 얼굴의 근육이 올라가며, 화이트닝으로 미백효과가 있고, 소프트닝으로 피부가 부드러워진다.

원숭이 동물실험에서도 밝혀졌듯이 비만이 되면 얼굴은 커지고 쳐지며 피부가 퍼석해지며 노화가 일어난다. 또 얼굴의 면적이 넓어짐으로써 상대적으로 눈, 코, 입, 귀가 작아지며 균형이 무너진다. 반대로 다이어트가 되면 젊어지며 아름다워지고 건강해진다. 고도비만의 경우엔 그 특징이 두드러진다. 얼굴의 윤곽이나 이목구비의 불균형이 생긴다. 약간의 비만도 마찬가지이다. 정도의 차이만 있을 뿐, 적정 체중이 아니면 노화의 진화가 빨라지고 얼굴을 아름답게 가꾸기가 힘들어진다.

그래서 다이어트 열풍은 곧 얼굴의 미용이다. 지금까지 몸짱 열풍에서 보아도 알 수 있듯 몸짱이 되면 자연스럽게 여성은 아름다워지고 남성은 멋있게 변화한다. 구태여 몸짱이 되어 복부에 식스팩을 만들지 않아도 그런 효과는 있다. 왜 그럴까? 이미 앞서 설명한 것처럼, 얼굴은 인체의 계기판이기 때문이다. 모든 동물들은 얼굴을 통해 초식과 포식, 맹수의 구별을 할 수 있다. 몸체로 구별하는 것은 쉽지 않다. 얼굴에 두뇌와 내장의 기능, 기질, 특성이 모두 담겨 있다. 인간도 마찬가지이다. 동, 서양에서 공히 관상학이 발달하고 관상가가 있는 이유도 그러하다.

간과하기 쉬운 얼굴의 작용과 의미

얼굴은 인체에서 가장 활동력이 왕성한 부위이다.

다른 부위와 달리 외부와 접해 있어 보고, 듣고, 말하고 냄새를 맡으며 온도를 체크하는 일을 잠시도 쉬지 않는다. 특히 현대인은 얼굴의 사용이 극도로 심하다. 컴퓨터로 일을 한다고 해도 실제 얼굴의 기관을 통해서 일을 한다. 눈으로 보고, 읽고, 듣고, 말한다.

예를 들면, 나는 책을 집필할 때마다 눈의 통증을 느끼고 눈물을 흘린다. 집필 중에 쉬는 것은 거의 눈 때문이다. 이렇게 소중한 것이 얼굴이다. 한데 과연 자신이 얼굴로 일한다고 생각하는 사람이 얼마나 될까? 실제적으로 두뇌의 활동은 얼굴에 모두 반영되고 내장의 상태도 정확하게 나타난다.

얼굴을 단순하게 7개의 구멍인 이목구비가 있고 피부라고 이해해서는 안 된다. 얼굴은 두뇌와 내장의 기능까지 긴밀히 연결되어 있고 실제적으로 일을 하는 직용을 한다. 또한 건강의 상태를 드러내는 지표이며 감정과 이성의 상태까지도 표현한다. 그래서 이렇게 소중한 얼굴을 관리하기 위하여 다이어트를 한다는 숨은 의미가 있다.

얼굴과 몸의 균형이 젊음과 아름다움, 건강을 만든다.

28체질의학으로 보면 몸의 어깨와 팔, 척추, 허리, 다리 등의 주요부위는 얼굴의 뼈와 근육과 연결되어 있다. 한의학적으로는 얼굴과 몸의 경락론이 발달되어 있지만 뼈와 근육도 신경으로 긴밀히 연결되어 있다. 그래서 얼굴경락을 전문으로 하는 미용실에서는 얼굴과 몸의 경락을 동시에 한다. 이는 얼굴의 뼈와 근육도 몸과 연결되어 있다는 증거이다.

다이어트를 성공적으로 끝마쳤을 때, 가장 많이 듣는 말은 무엇일까? 바로 '예뻐졌네'이며, 사람들은 날씬해졌다는 말보다 이 말을 더 좋아한다. 그 이유는 얼굴과 몸의 균형이 잡히면 젊어지고 아름다워지며 건강해지기 때문이다.

아침단식을 하면 얼굴은 아름답게, 몸은 날씬하게 되는 원리가 이러하다. 따라서 아침단식을 통한 진정한 건강미는 얼굴은 아름답게 몸은 날씬하게 만드는 것이다.

(7) 비만 격퇴 식사 습관

서구식 식생활을 받아들인 나라치고 비만 문제가 없는 나라가 없다. 외딴 남태평양의 섬이거나 아프리카 오지라고 해도 서구식 식생활이 전파되면 비만 인구가 증가한다. 그 말은 다이어트의 핵심이 식생활이라는 뜻이다. 서구식 식생활과 비만, 성인병은 늘 함께 동반하는 관계이다. 그래서 비만의 기본을 서구식 식생활에서 멀어지며 아침단식에서 찾는 것이 좋다.

그러나 비만이 심하다고 무조건 굶은 것은 좋은 방법이 아니다. 영양의 불균형을 초래하거나 다이어트 이후의 억제 식욕이 한순간에 풀릴 수 있다. 비만 격퇴를 위해서는 체계화된 식사 습관이 필요하다. 누가 무엇을 해서 성공했다 카더라 하는 식의 카더라 통신은 믿을 것이 못된다. 오직 자신의 식생활에서 해답을 찾는 것이 좋다.

아침단식으로 하는 체중조절 식사습관

① 아침단식을 하면 하루 총 섭취 열량 중 500kcal 정도는 줄일 수 있다. 점심을 약간 줄인다면 한 달에 3kg 정도의 체중을 줄일 수 있다. 음식을 앞에 두고 과식을 피하는 것보다 아침단식이 훨씬 쉽다.

② 불규칙적인 식습관이나 소나기 식습관(굶었다 한꺼번에 많이 먹는 습관)은 피해야 한다. 불규칙적 영양공급이 되면 인체는 기초대사량을 줄여 영양소를 저장하여 체중을 늘리는 반응을 한다.

③ 식사 시간을 최소한 30분 이상으로 하며 대화를 많이 해야 한다. 위장관에 음식물이 도달하여 뇌의 시상하부로 전달되어 포만감을 느끼는데 20분 정도가 소요된다. 그래서 대화를 하며 식사를 하면 20분이 빠르게 지나며 포만감이 느껴지기 때문에 식사량을 줄일 수 있다.

④ 저녁은 늦어도 8시 이전에 하여야 하고 그 후엔 일체 간식을 먹지 않는다. 저녁 7시 30분부터 9시 30분까지는 위장이 활동하는 시간으로 그 이전에 식사를 해야 소화와 흡수가 잘된다. 그래야 저녁식사 이후의 간식을 먹지 않게 된다.

⑤ 서구식 식생활은 줄이고 전통식을 단순화시켜서 밥 혹은 빵, 요리 1가지, 반찬 1가지를 먹는다. 전통식으로 돌아가면 성인병이 따라오지 않는다. 전통식을 할 때는 단순식이 좋다. 지나치게 다양한 메뉴를 즐기면 과식의 원인이 될 수 있다.

⑥ 열량이 적은 음식을 먼저 먹고 고열량은 나중에 섭취한다. 열량이 적은 채소류, 샐러드 등을 먼저 섭취하면 섬유소가 포만감을 주며 포도당의 흡수 속도를 낮춘다. 또한 육류의 지방질 흡수를 낮추며 콜레스테롤 합성을 억제하는 효과가 있다.

⑦ 음식을 먹은 후에 나오는 후식이나 음료를 피하는 것이 좋다. 후식이나 음료에는 설탕이나 단순당류가 많이 함유되어 있다. 아이스크림 1컵은 230kcal, 콜라 1캔은 125kcal, 요플레는 100~150kcal, 캔커피 100kcal, 요구르트는 30~50kcal, 이온음료도 50kcal이다. 특히 과일 주스에는 1cc당 1kcal 정도의 열량이 들어 있다.

⑧ 인스턴트 식품을 피하고 자연 식품을 섭취하여야 체내 노폐물이 적게 축적된다. 패스트푸드의 열량으로 보통 햄버거는 260kcal, 치킨버거는 430kcal, 감자튀김 300~400kcal, 닭다리 120kcal, 피자는 내용물에 따라 다르지만 대개 한 조각이 400~550kcal의 고열량이다.

⑨ 튀김류나 지방질이 많은 음식을 피하는 것이 좋다. 지방은 다른 영양소에 비해 2배 이상의 열량을 내면서 포만감이 덜해서 과식하기 쉽다. 튀김, 볶음, 부침, 삼겹살, 후라이드 치킨 등은 즐기지 않는 것이 좋다.

⑩ 점심식사를 과일이나 선식, 야채식 등으로 가볍게 먹는 것이 좋다. 아침단식을 하면 점심식사를 잘 먹으려는 보상심리가 있다. 그런데 점심을 가볍게 먹는 식생활 습관을 가지면 체중의 감소가 가속화된다.

제4장

건강한 소화기관과
수분 조절법

아침단식을 쉽게 할 수 있는 사람은 소화기질환이 없다. 소화기질환으로 고통 받는 사람이 아침단식에 적응을 하면 체질개선이 되고 있다는 뜻이다. 소화흡수력이 좋은 체질은 아침단식을 이미 예전부터 했거나 쉽게 한다. 반면에 소화흡수력이 약한 체질, 소화기질환이 있는 체질은 아침단식의 적응이 쉽지 않다.

제4장 건강한 소화기관과 수분 조절법

인간은 누구나 자신의 내부에 의사를 가지고 있다.
우리 내부에 있는 이 '자연치유력(natural healing force)'은
질병을 이기는 가장 큰 힘이다.

― 히포크라테스

1. 소화기관이 영향을 미치는 얼굴과 피부, 체중, 컨디션

소화기관은 체질의 조건을 결정한다

소화관은 인체의 최대 장부이다. 무려 길이가 성인 남성의 기준으로 9m이다. 입에서 항문까지 인체의 중심을 흐르는 큰 강물과 같다. 소화관은 하나의 관이며 인체를 관통하는 터널로서 모든 장기에 강력한 영향을 미친다. 이 터널에는 막다른 옆길(맹장)이 한 곳 있는 것 외에는 완전히 하나의 길이다. 그 속을 통과하는 물질은 일방통행으로, 이상 사태를 제외하면 역류하는 일은 없다. 소화관 각 부분의 벽은 그 기능에 대응하여 다른 구조를 하고 있으며, 소화에 필요한 분비물을 만드는 장기가 부속되어 있다.

인체 내의 소화기관

입 – 식도 – 위 – 12지장 – (간, 쓸개) – 장 – 소장 – 대장 – 항문

이상의 소화관은 영양의 소화흡수에 절대적인 힘을 지니고 있다. 만약 한군데라도 이상이 생기면 전체적인 시스템에 악영향을 미친다. 소화기관이 한 사람의 체질적 조건을 결정한다고 해도 과언이 아닌 것이다. 체질적 조건이 해당하는 피부와 체중, 컨디션을 내포한다. 그래서 소화기관의 상태는 얼굴과 몸을 비롯한 전신에 즉시 나타난다.

소화기관의 상태와 얼굴, 피부, 체중, 컨디션의 관계

① 얼굴 – 소화기관이 좋으면 얼굴은 밝으며 빛난다.
　　　　소화기관이 나쁘면 얼굴은 어둡고 거칠게 변한다.

② 피부 – 소화기관이 좋으면 피부는 촉촉하며 윤기가 흐른다.
　　　　소화기관이 나쁘면 피부는 거칠고 건조하게 된다.

③ 체중 – 소화기관이 좋으면 몸의 균형이 잡히며 탄력이 있고
　　　　활기차다. 소화기관이 나쁘면 영양흡수력이 저하되어
　　　　마르거나 체내 노폐물과 독소로 비만이 된다.

④ 컨디션– 소화기관이 좋으면 컨디션의 상태가 좋고 기분이
　　　　안정된다. 소화기관이 나쁘면 컨디션이 불규칙적
　　　　이고 감정 기복이 심해진다.

소화관과 체질을 분류해 보면 그러한 사실은 더욱 명확해진다. 4상체질을 창시한 동무 이제마선생의 《동의수세보원》을 보면 그러한 구별이 뚜렷하게 되어 있다. 소화기관이 약한 소음인체질은 대개 마른 체형이 많고 얼굴은 갸름하고 내성적인 기질을 지닌다. 반면에 소화기관이 좋은 소양인체질은 대개 통통한 체형이 많고 얼굴은 둥근형이 많으며 외향적인 기질을 지진다. 크게 대별하여 보면 소화기관으로 얼굴과 체형, 성격까지가 나타나는 것이다.

그렇기 때문에 아침단식으로 소화기능을 개선하여 얼굴, 피부, 체형, 성격까지를 모두 변화시킬 수 있다. 아침단식은 인체의 생리주기를 정상화시키며 소화기능을 개선할 수 있는 최적의 체질개선법이다.

교감신경이 왕성하게 활동하며 간의 해독과 공복효과가 나타나는 아침 시간을 소화기관의 휴식과 재충전을 할 수 있도록 함으로써 체질자체가 개선이 된다. 다만 소화기관의 기능이 저하되어 있어 소화흡수 기능이 나쁜 사람은 준비기와 적응기가 조금 필요하다. 그 밖의 정상적인 소화기능을 갖춘 사람은 아침단식으로 자신의 체질을 개선할 수 있을 뿐 아니라, 소화흡수력을 높일 수 있다.

위장 절제술과 자연치유의 위장 복원

엄청난 식욕으로 인해 위장이 지나치게 늘어난 경우도 아침단식으로 복원이 된다. 위장의 근육층은 복잡하여 환상근 안쪽에 대각선으로 배열하는 제3의 근육층이 존재한다. 쥐어짜는 환상근, 늘이고 줄이는 종주근과 함께 비트는 기능을 맡고 있어 잘 늘어나는 특성이 있다. 그리고 한번 늘어난 위장은 줄어들기가 몹시 힘들다.

이런 위장과 비만과의 관계를 전적으로 알 수 있는 것이 서양의학의 위장 절제술이다. 서양의학의 위장 절제술은 말 그대로 늘어난 위장을 절제한다는 뜻이다. 의학적 보고에 따르면 위장절제술은 확실한 효과를 보여 시술 후 10년까지 21~38% 체중감소 상태를 유지하는 것으로 나타난다고 한다. 하지만 그러한 인위적인 수술은 위험성이 따른다.

유명한 가수 S씨가 위장 절제술을 받았고 그에 연관되는 수술을 받다가 고인이 되었다는 것은 잘 알려진 사실이다. 아침단식은 그러한 위험성이 전혀 없다. 예를 들면, 나는 아침단식을 하기 전엔 엄청난 대식가였다. 배가 만삭의 임산부처럼 부풀어 올라있었고 한 끼에 엄청난 양을 먹고 소화시킬 수 있었다. 당연히 비만의 상태로 85kg을 넘어 90kg까지 육박해갔다. 그래서 단식을 하면 다시 다이어트가 되고 단식이 끝나면 다시 원상태로 돌아오는 상태가 거듭되었다. 흔히 말하는 요요현상은 바로 그런 것이다. 이것은 위장이 늘어나고 식욕이 좋은 사람에겐 피할 수 없는 인체생리의 법칙이다.

그래서 나는 고통 없이 일상적으로 할 수 있는 아침단식을 시작했다. 아침단식 21년을 하는 동안 나의 위장은 너무나 줄어들어 지금은 식사량이 매우 적다. 하지만 소화기관의 영양흡수력이 좋아져서 예전보다 더 지치지 않고 왕성하게 활동을 할 수 있다. 또한 얼굴과 피부, 체중, 성격까지가 모두 변화되어 완전히 다른 사람이 되었다. 이보다 더 좋은 일이 있을까?

위장의 소화흡수기능이 저하된 체질을 어떻게 개선시킬 것인가?

위장의 소화흡수기능이 약한 원인

① 위장의 소화액 분비가 약하다.

② 소화효소와 미네랄, 비타민이 부족하다.

③ 장내의 세균들이 변조되어 유익세균이 부족하다.

④ 자율신경의 실조로 위장의 연동운동이 저하되어 있다.

⑤ 위장의 근육층이 경직되어 수축되거나 무기력하다.

⑥ 심각한 스트레스에 장기간 시달린다.

이 밖에도 위를 중심으로 간장과 췌장, 12지장, 소장, 대장까지 연결된 소화기능이 약화된 다양한 원인들이 있다. 하지만 이들 소화기관은 인체에서 가장 핵심적인 부위로서 해독과 공복효과가 제대로 이루어지면 회복도 또한 빠르다. 심각한 소화기질환 환자가 산속에서 요양하여 건강해졌다거나 휴직 후에 갑자기 소화기능이 좋아졌다거나 하는 등의 결과가 그러한 특징을 나타낸다.

실제 소화흡수력이 약한 환자들을 대상으로 아침단식과 치료를 병행해보면 효과가 매우 빠르다. 따라서 소화관에 충분한 휴식을 주며 해독과 공복효과를 극대화하는 아침단식을 하는 것이 소화흡수력을 높이는 체질개선의 효과를 극대화할 수 있는 것이다.

2. 아침단식으로 특효가 있는 만성체증, 만성위염, 대장질환 등의 소화기질환

소화기능과 관련이 있는 질병의 원인과 특효의 자연치유법

직립 활동을 하는 인간에게 유독 가장 많은 병은 소화기관에 집중되어 있다. 포유류 동물들은 대개 소화기질환이 없는데 반해 인간은 온갖 종류의 소화기질환에 노출되어 있다. 인체 최대의 장기인 9m의 긴 소화관은 내부에 위치하지만 외부의 음식물을 받아들이는 최전방과도 같다. 외부의 독소나 바이러스, 세균 등의 공격을 방어해야 하며 동시에 내부의 영양 에너지를 공급해야 하는 막중한 임무를 맡고 있다. 그래서 소화기능에 이상이 생기면 인체 전반에 큰 영향을 미친다.

특히 한국인은 대부분이 나름대로의 소화기질환이 있다고 해도 과언이 아닐 정도이다. 왜 한국인의 소화기관은 그럴까?

한국인의 식생활과 소화기관의 관계

① 맵고 짜며 자극적인 음식, 기친 신니물을 좋아하는 식성이 위장과 장을 혹사시킨다.

② 지나친 스트레스와 음주가 간장기능을 약화시키고 소화기능을 저하시킨다.

③ 식생활 문화의 급격한 변화로 인한 육식과 가공식의 증가로 영양불균형을 초래한다.

이상의 식생활 문제로 인한 소화기질환의 종류는 대단히 많다. 대표적인 것이 만성체증, 만성위염, 대장질환 등으로 세분화하면 복잡한 증세들이 있다. 그중에서 만성체증의 자연치유법은 세계 최초로 28체질의학으로 병인과 진단, 치료법을 연구하여《만성체증이 내 몸을 죽인다》에서 밝힌 바 있다.

만성위염과 대장질환도 만성체증과 직·간접적으로 연관이 있는데, 그 치료가 쉽지 않다. 그 이유는 서양의학은 소화기질환을 위장, 소장, 대장 등 나눠서 진단하고 대증요법으로 약물을 투여하므로 원인치료가 어렵기 때문이다. 그러나 28체질 의학으로 보면, 소화기관은 하나의 관으로 연결되어 있어 사실상 소화기질환으로 원인치료를 한다. 또 소화기와 연결된 오장의 기능을 함께 치료함으로써 효과가 매우 빠르다.

소화기관과 연결된 오장의 관계

간 - 식도, 비장(췌장) - 위장, 폐 - 12지장, 심장 - 소장, 신장 - 대장

이 원리로 보면, 간의 약화 - 식도의 기능 저하, 비장(췌장)의 약화 - 위장의 기능 저하, 폐의 약화 - 12지장의 기능 저하, 심장의 약화 - 소장의 기능 저하, 신장의 약화 - 대장의 기능 저하가 초래된다. 이들 소화기관과 오장의 관계는 역으로도 성립된다. 그래서 아침단식으로 간장의 해독과 소화기관의 공복효과로 자연치유를 높이면 뇌와 오장육부 전부가 좋아진다.

실제 소화기질환의 환자들을 보면 그러한 관계를 확실히 알 수 있다. 그러한 경우 소화기관과 해당 오장의 치료를 동시에 해야만 치료효과를 극대화할 수 있다. 따라서 아침단식은 소화기관의 해독과 공복효과의 대청소로 오장의 기능까지 회복하는 자연치유법의 효과를 볼 수 있는 것이다.

만성체증이 원인이 된 소화기질환과 아침단식의 과학적 효과

만성체증의 종류와 증세

① 체기가 드러나는 자각체증(느낄 수 있는 증세)

식도연하장애(식도에서 음식 넘김을 잘 못함), 가슴답답증(심계항진), 호흡곤란, 메스꺼움, 위산과다(표층성 위염), 위산부족(위축성 위염), 위통(위궤양), 장무력증, 민감성 대장증후군, 변비, 피부 건조증, 혈액순환 장애 등과 같은 증상이 수반된다. 정신적으로는 불안과 초조, 우울증, 공황장애 등으로 나타난다.

② 체기가 잠복된 무자각체증(못 느끼는 증세)

가벼운 열이 나고 속이 더부룩한 상태가 장기화되며 식욕부진, 복부팽만감, 설사, 피로, 쇠약증상, 소화불량, 체중감소 등의 증세가 나타난다. 식후의 소화불량으로 소화제를 상복하는 사람들한테 많은 증세이다. 병원에 가도 온갖 검사를 받아도 별다른 이상은 없으며 신경성 혹은 자율신경 실조증이라는 진단을 받는다.

③ 만성체증의 주요 원인

과도한 스트레스나 급작스런 충격, 과도한 분노, 폭식, 질기고 거친 음식물 섭취 등이 있다. 방부제가 많이 함유된 밀가루의 글루

텐 성분과 조금이라도 변질이 된 육류, 가공육류 등의 원인도 주의를 요한다.

소화기질환이 만성화되는 이유는 소화제나 약에 의존하면서도 소화기의 휴식과 자연치유를 하지 않기 때문이다. 나는 소화기질환의 첫 번째 치료원칙으로 아침단식을 처방한다. 그러면 대부분은 놀란 눈을 하고선 이렇게 말한다.

"지금도 영양결핍으로 쓰러질 것 같은데, 안 먹으면 몸이 후들거리고 힘이 없어서 못 견딥니다."

'먹어야 병이 낫는다'는 상식과 서양식 영양학이 강조하는 '영양결핍의 두려움'이 그렇게 생각하도록 만든다. 하지만 나는 그들에게 아침단식을 쉽게 하는 유동식을 제시하면서 자연치유력의 극대화를 설득한다. 그러면 그들 중 대부분은 마지못해 아침단식을 하지만 효과는 놀랍다. 배고픔과 허기의 두려움과 달리 몸은 의외로 빨리 적응하며 치료효과가 대단히 빠르기 때문이다. 아침단식에 적응하여 공복의 상쾌감을 느끼고 컨디션이 정상화되는 것을 느끼는 순간 소화기가 회복된다. 다양한 임상경험을 통해 수없이 확인한 사실이다. 만성체증으로 고통 받는 수많은 환자들의 임상결과가 명확하게 그렇게 나타나는 것이다.

소화기질환의 단계적 변화와 증세, 대표적 질환

1단계 - 식도와 위장의 기능 저하

음식이 잘 내려가지 않으며 체기가 느껴지고 속이 더부룩하다.

트림이나 가스가 차는 증상이 생긴다. 이 상태는 병원에 가면 특별한 병명은 없고 가벼운 위염이나 신경성, 혹은 자율신경 실조증으로 진단을 받기 쉽다. 이 단계는 체증을 비롯한 여러 원인으로 식도의 연하작용과 위장 연동운동이 저하된 상태이다. 소화불량으로 가스가 발생하고 상복부로 압력이 차며 체기, 명치의 불쾌감, 더부룩함 등이 느껴진다.

대표적 질환 : 식도체증, 상부 위장체증, 역류성식도염, 급성위염, 위하수, 기능성 소화불량증

2단계 - 식도와 위장, 12지장, 소장의 기능 저하

위장의 기능 저하가 12지장과 소장에 영향을 주어 상복부 전체의 기능이 저하된다. 그래서 횡격막 아래 복강의 압력이 흉강을 압박하여 가슴이 답답하고 심장이 두근거리며 상복부 전체가 빵빵해진다. 호흡곤란도 일어나며 심장의 미세한 통증이 있으나 심장에 이상은 없다. 소화흡수력이 현저히 떨어지므로 기운이 없고 불안과 초조감, 우울증이 수반된다. 심하면 공황장애로 발전한다.

대표적 질환 : 위장체증, 12지장체증, 만성위염, 위궤양, 12지장궤양, 불안증, 우울증, 심계항진, 두통

3단계 - 식도와 위장, 12지장, 소장, 대장의 기능 저하

소화기질환은 증세가 심하면 아래로 내려간다. 또 소화관의 ① 점막, ② 점막하층, ③ 근육층, ④ 장막층을 차례로 약화시켜 증세가 악화된다. 위장의 속쓰림, 뒤틀림, 통증, 소화관내 출혈, 천공 등으로 발전할 수 있다. 심각한 소화관 점막의 염증이 진행된다. 대장의 기능 저하는 주로 과민성대장증후군으로 나타나며 변비가 심해지고 체내 수분 부족으로 피부가 거칠어지며 잡티, 기미, 피부 트러블을 수반한다.

해당 질환 : 만성체증, 만성장염, 배체트병, 크론병, 궤양성대장염, 과감성대장증후군, 변비, 공황장애

　소화기질환에는 약보다 식생활 개선이 효과적이다. 속쓰림 증상이 있는 경우 과음이나 맵고 짠 음식을 피하고 구역질과 위산과다 증세는 커피, 콜라, 인스턴트, 튀김류 등을 먹지 말라는 것은 상식이다. 하지만 그보다 훨씬 중요한 것은 아침단식으로 자연치유력을 높이며 천천히 오래오래 음식을 씹는 것이다.

　실제로 소화기장애 증상을 가진 사람들 대부분은 아침식사를 하며 음식을 너무 급하게, 제대로 씹지도 않고 삼키는 경우가 많다. 그런 경우, 아침단식으로 간의 해독과 소화관의 공복 효과로 휴식을 주어야 한다. 또 식사를 할 때, 음식물을 입안에서 잘게 부서지고 침과 충분히 섞일 때까지 오래 오래 씹어야 한다.

　소화기질환의 1단계는 아침단식과 오래오래 음식물을 씹는 식생활만 개선해도 자연치유가 된다. 나는 만성체증을 연구한 이래 수없이 많은 소화기질환 환자들을 만났고 치료했다. 그들의 증세는 심각했다. 하지만 아침단식의 식생활 개선으로 빠른 치료효과가 나타났다. 소화기질환 2단계와 3단계는 아침단식과 치료를 병행시키면 빠른 효과를 볼 수 있다.

아침단식을 소화기질환의 측면에서 보면, 명백한 결론이 있다. 아침단식을 쉽게 할 수 있는 사람은 소화기질환이 없다. 또 소화기질환으로 고통 받는 사람이 아침단식에 적응을 하면 체질개선이 되고 있다는 뜻이다. 실제 아침단식의 선택과 적응은 소화기질환의 상태와 밀접한 관련이 있다. 소화흡수력이 좋은 체질은 아침단식을 이미 예전부터 했거나 쉽게 한다. 반면에 소화흡수력이 약한 체질, 소화기질환이 있는 체질은 아침단식의 적응이 쉽지 않다. 그 차이만 보더라도 아침단식이 소화기질환에 특별한 효과가 있다는 것을 알 수 있는 것이다.

3. 수분과다 섭취의 수독증과 부종, 비만 VS 물은 해독의 약

체내의 수분 분포도와 최적의 수분공급을 위한 체질개선

인간의 몸은 갓 태어난 아기는 90%, 소아일 때는 70%, 노인은 58%가 수분이다. 아이에서 어른이 될 때까지 수분이 줄어들며 노화가 되는 이유는 몸의 저수기능이 약화되기 때문이다. 고대 그리스의 철학자 아리스토텔레스는 몸이 늙어가고 병이 드는 것에 대해서 이렇게 정의했다.

"노화는 몸이 수분에서 건조로 이동하는 것이다."

실제로 그렇다. 모든 동식물의 노화는 수분이 위에서 아래로 하강하는 상태이다. 나뭇잎은 건조해지면 단풍이 들고 떨어지며 동물은 체내수분이 건조해지면 털이 빠지고 쭈글쭈글해진다. 인간도 마찬가지이다. 얼굴의 수분이 빠지면 주름과 기미, 검버섯이 생기며 노화가 나타난다. 촉촉하고 윤기 나던 피부는 수분이 부족해지면서 메마르면서 거칠어진다. 눈은 침침해지고 손끝이 건조해진다. 또 흐리거나 비가 오면, 체내 세포의 수분부족으로 허리나 무릎이 아프고 컨디션이 저하된다.

그 뿐이 아니다, 세포 수분의 부족은 전신에 영향을 미친다. 뼈, 혈관, 내장에까지 세포의 수분이 부족해지며 고혈압, 당뇨병, 고지혈증을 비롯한 생활습관병이 나타난다. 특히 여성은 세포의 수분이 부족해지면 자궁과 난소의 기능이 떨어지고, 부종, 비만, 각종 부인과질환, 갱년기 장애 등을 겪게 된다.

이러한 몸의 노화 현상들은 체내의 수분 분포도와 밀접한 관련이 있다. 만약 최적의 수분공급으로 분포도가 고르게 나타나면 나이는 숫자에 불과해진다. 60세가 넘어도 세포에 수분이 충분하면 젊고 멋진 몸을 유지할 수 있다.

체내 수분의 종류

① 세포내액 – 세포 속 수분으로 몸을 젊고 생기 있게 하며, 세포활동을 활기차게 해준다.

② 세포외액 – 위와 장관, 부비동(코 주위의 빈 공간), 폐포, 세포간질(세포와 세포사이), 혈관 속, 눈의 수정체 등에 있는 다량의 수분이다. 세포외액은 많으면 해가 된다.

체내 세포외액과 물탱크

수분은 흡수되어 세포내액이 되면 몸의 기능을 생기 있게 한다. 그런데 체내에 들어온 수분을 세포가 잘 흡수하지 못하면 세포외액이 되어 주머니 모양의 기관이나 움푹 들어간 부위, 세포간질에 물탱크를 형성하여 수독증을 유발한다. 즉 체내에 '물탱크'를 만든다. 이런 상태에서는 아무리 물을 마셔도 '물탱크'에 빼앗기기 때문에 충분한 양의 수분이 세포내액이 될 수 없다. 그러면 수분 부족으로 건조해진 세포는 생명의 위기를 느끼고 물을 달라는 신호를 보낸다. 그런데도 세포의 충분한 수분이 공급되지 않으면 노화와 질병의 원인이 된다.

세포가 보내는 수분결핍의 위험 신호

① 자주 심한 갈증을 느끼며 전신이 건조하다.
② 흐리거나 비가 오는 날은 컨디션이 저하된다.
③ 조금만 움직여도 전신에 식은땀을 많이 흘린다.
④ 음주를 하지 않는데도 감마GTP(술에 의한 알코올성 간 장애를 진단하는 지표) 수치가 높다.
⑤ 팔뚝과 아랫배, 허리둘레, 힙, 하체에 살이 찐다.

이상의 신호에서 3개 이상 해당하면 세포내액의 수분부족증상이 있다. 이 상태를 내버려두면 수독증으로 부종과 냉증, 소화불량, 속이 더부룩한 증세, 변비, 탈모, 혈액순환장애, 만성피로증후군, 두통, 당뇨, 고혈압, 팔뚝과 뱃살, 하체비만 등이 나타난다.

인간의 몸은 수분함유량이 전신에 고르게 분포되면 젊어지고 건강하다. 그러나 일부분에 수분이 정체되어 있으면 그 자체가 병인이 된다.

인체의 대표적인 물탱크와 비만, 부종

① 상체의 팔뚝 – 팔뚝이 굵어지고 팔의 부종이 유발된다.
② 아랫배 – 아랫배가 부푼 듯이 튀어나오고 부종이 유발된다.
③ 허리와 힙 – 허리가 굵고 힙이 쳐지며 부종이 유발된다.
④ 허벅지와 종아리 – 허벅지와 종아리가 굵고 다리의 부종이
　　　　　　　　　유발된다.

이상의 물 저장창고를 유심히 관찰하면 한 사람이 하루에 마시는 수분량을 측정할 수 있다. 한번은 고도비만인 환자의 물 저장창고를 보며 하루에 물을 5L 이상 마시지 않냐고 물었다.

"어떻게 아셨습니까? 저는 하루 5L 이상을 마십니다."

그의 몸은 완전히 물 저장창고였다. 그는 부종, 변비, 혈액순환 장애, 만성피로증후군 등 거의 돌아다니는 종합병원 수준이었다. 나는 그에게 아침단식을 하며 하루에 수분 섭취를 1L만 하라고 말했다. 그는 일주일 후에 다시 와서 이렇게 말했다.

"물을 줄였더니, 1주일 만에 몸무게가 5kg 줄었습니다."

그는 3개월 만에 20kg을 줄였다. 아침단식의 효과도 좋았지만 수분제한으로 수독증을 치료하였던 것이 주효했다. 그의 몸 상태는 많이 호전되어 놀랄 정도로 건강해졌고 얼굴의 윤곽도 살아나고 피부도 좋아졌다.

세포의 수분 흡수력을 높여 젊음과 건강을 회복하는 체질개선

① 체열을 높이면 세포의 수분흡수력이 높아지고 세포외액의 수분은 배출된다. 활동력을 강화하고 규칙적인 운동을 하며 따뜻한 음식을 섭취하며 체열을 높이는 것이 좋다.

② 신장의 기능을 높여 몸속 수분 배출을 원활히 한다. 세포의 수분을 제외한 세포외액의 수분, 물탱크의 수분들은 신장의 기능이 강화되면 배출이 잘된다.

③ 아침단식의 해독과 공복효과를 통해 세포의 수분흡수력을 높인다. 해독이 일어나면 체내 독소와 노폐물이 배출됨으로써 자연히 불필요한 수분을 배출한다.

④ 좋은 물을 마시고 수분을 조절하여 필요한 수분대사가 일어나지 않도록 한다. 미네랄이 많이 함유된 좋은 물은 세포의 수분흡수율을 높이고 수분조절을 하면 수독이 누적되지 않는다.

⑤ 신장의 기능을 높이고 이뇨작용을 높이는 검은색 음식을 꾸준히 섭취한다. 신장에 좋은 음식은 검은색으로 검은콩, 검은깨, 팥, 오골계, 해삼, 굴, 가물치, 장어, 말린 밤 등이다. 또 이뇨작용을 높이는 것으로는 옥수수 수염 달인 물, 커피, 녹차, 율무차, 수박 등으로 매우 효과적이다.

물은 체내의 독소와 노폐물을 배출시키는 청소부

물은 체내의 노폐물이나 찌꺼기, 독소 물질을 배출하는 데 절대적인 역할을 한다. 신장과 폐, 피부, 대장에 이르기까지 노폐물이나 독소 물질을 배출하는 기관은 수분이 공급되어야만 가동된다.

혈액을 구성하는 혈장의 90%는 수분이다. 또한 체내의 혈액을 중성 또는 약알칼리로 유지하는 것도 물의 작용이다. 체내에서 물이 하는 역할은 이뿐만이 아니다. 혈액순환 촉진, 체온 조절, 윤활 작용, 신진대사액 분비 등에 이르기까지 광범위하다.

아침단식에서 물의 효력을 중시하는 것은 이러한 인체 과학 원리를 적용한 것이다. 그래서 생수대신 우유, 커피, 인스턴트 음료 등을 마신다면 해독효과는 당연히 떨어진다. 체내의 장기와 에너지 순환 체계가 원활대지도록 적절한 수분의 공급은 필수적이다. 따라서 좋은 물은 성공적인 단식을 위해 반드시 필요하다. 청소를 잘 하려면 깨끗한 물이 필요하듯 아침단식에서도 마찬가지다. 맑고 깨끗한 물은 인체를 정화시키고 체질을 개선시키는 놀라운 효력을 가지고 있는 것이다.

물 섭취에 대한 잘못된 건강정보

물 섭취량에 관한 잘못된 정보가 많다. 하루 3L의 물을 따로 마시라고 강조하는 유명한 의사의 주장이 대표적인 예이다. 하루 3L의 수분 섭취는 서양인처럼 운동을 필수로 하는 식생활문화로 보면 맞다. 음식물로 인한 수분 섭취율이 낮은 서구인 식단에는 적용이 된다.

하지만 한국인은 서양인처럼 운동을 필수적으로 할 필요 없는 체질인데다가 식단의 수분흡수율이 매우 높다. 밥과 반찬, 찌개, 국 등 모두 물이다. 하루 3끼 식사를 푸짐하게 하면 거의 2L 가까이 수분을 섭취할 수 있는 정도이다. 그런데도 또 3L의 물을 따로 섭취하라는 것은 수독증을 유발할 수 있다.

모든 동물은 체내에 수분을 저장한다. 사막을 건너는 낙타는 물탱크가 클 뿐이다. 인간도 마찬가지다. 체내에 물탱크가 있기 때문에 과다한 수분을 섭취할 이유가 없다. 음식물의 수분섭취량을 포함한 하루 2.5L면 충분하다. 특히 아침단식을 할 때는 수분섭취를 줄여야 한다. 한국인을 기준으로 하면 하루 두 끼 식사의 수분함유량(개인적인 식성을 고려한 수분량)을 계산하여 조절을 하면 되는 것이다.

4. 좋은 물의 선택과 수분 조절법

살아 있는 물을 마시자

세포체로 이루어진 인간은 물과 건강, 장수가 절대적으로 관계가 깊다. 이미 앞에서 언급한 적이 있는 세계 3대 장수촌의 물을 수질 연구가들이 분석한 결과, 공통적으로 물의 입자가 67~70Hz로 클러스터가 매우 작은 깃으로 나타났다. 이는 일반적인 물(120~160Hz)보다 무려 53~90Hz가 작은 'Micro Water'로서 주지할 만한 사실이다. 또한 pH 7.8~9.5의 약알칼리성을 띠고 있음이 밝혀졌다.

장수촌 사람들이 마시는 물은 클러스터(입자)가 작고 6각수의 비율이 높으며 미네랄이 풍부히 함유되어 있고 산소와 수소가 풍부한 약알칼리 환원수라고 한다. 그러한 장수촌의 환경에 비해 대부분의 도시인은 어떠한가? 수돗물을 끓여 마시거나 어떤 분들은 수질 검사가 제대로 이루어지지 않은 약수터의 물을 받아서 마신다. 대단히 위험한 일이다. 환경적으로 장수촌처럼 좋은 물은 찾기 힘들겠지만 이왕이면 생수를 마시고 차선으로 좋은 물을 선택하는 것이 바람직하다.

생수는 인체정화의 약

일상적으로 마시는 물은 4종류가 있다. 냉수, 생수, 온수, 탕수이다. 이 중에서 마시지 말아야 할 물은 냉수와 탕수이다. 냉수는 몸의 체온을 저하시켜 대사기능과 세포의 수분흡수율을 떨어뜨려 각종 성인병의 원인이 된다. 또 탕수는 끓여서 100℃의 비등점을 지난 물로 생명력이 많이 사라진다.

예를 들면, 찬물로 세수하면 기미가 생기지 않지만 끓인 물로 자주 세수하면 기미가 생긴다. 또 끓인 물을 식혀 금붕어가 사는 수족관에 넣거나 화초에 물을 주면 빨리 죽거나 시들어버린다. 물은 끓이면 산소와 미네랄을 비롯한 좋은 성분이 증발하여 생화학적으로 생수와 전혀 달라지기 때문이다. 생체의 세포를 비롯한 모든 생명체는 생수를 원한다.

생수는 염증을 예방하거나 결석을 녹이는 기능이 있고 인체정화의 약이다. 생수를 마시지 않는 사람에게서 방광 카타르나 결석증을 흔히 볼 수 있다고 한다. 그리고 온수는 감잎차를 비롯한 비타민 C를 비롯한 미네랄이 풍부한 차의 성분을 우려낼 때 마시면 좋다. 따라서 일상생활에서는 생수와 온수를 마시는 것이 좋다.

과학적인 수분 섭취량

과학적으로 보면 인간은 하루에 약 2.5L의 수분을 몸 밖으로 배출한다. 폐의 호흡으로 0.6L, 피부의 증발로 0.5L, 소변으로 1.3L, 대변으로 0.1L이다. 그런데 한국인의 식단으로 보면, 음식물 2끼니 속에 통상적으로 1~1.5L의 수분이 포함되어 있다. 개인적 식성에 따라 물과 국, 찌개를 즐기는 사람은 1.5L까지 섭취할 수 있다. 그렇기 때문에 식사 시의 평균 수분 섭취를 계산하여 평균적으로 하루에 8잔~10잔으로 1~1.5L 정도를 마시는 것이 좋다. 단, 운동을 하거나 설사나 구토 등으로 탈수증세가 있을 때는 수분섭취를 가감하는 것이 좋다.

물은 세포의 수분을 정상적으로 유지시킬 뿐만 아니라 수분대사를 통해 인체의 균형을 유지하게 한다. 즉 체내에는 물 의존성 화학반응이 일어나므로 반드시 수분 섭취가 필요한 것이다. 특히 아침단식을 하는 사람에게 자연법칙에 따른 수분 조절은 매우 중요하다. 수분을 자연의 법칙에 맞게 섭취하면 인체의 독소가 중화되어 저절로 건강해질 수 있는 기반이 마련되기 때문이다.

아침단식의 이상적인 수분조절법

1. 기상직후, 물을 마시는 시간 : 인시~묘시(오전 3시 반~오전 7시 반) - 물 1잔 섭취

기상 직후에는 반드시 물 1잔을 마시는 것이 필요하다. 아침의 물 1잔은 배뇨를 촉진하며 혈액의 유동성을 높여 몸에 활기를 불러일으킨다. 인시(寅時, 오전 3시 반~오전 5시 반)는 담이 가장 활발히 움직이며 대장이 휴식하는 시간이기 때문에 물을 들이켜 밤사이의 휴식이 끝났음을 알려주어 생리의 활력을 불러 일으켜야 한다. 묘시(卯時, 오전 5시 반~7시 반)는 간이 본격적인 해독을 하는 시간대이므로 운동을 하거나 맑은 공기를 마시는 것이 좋다.

2. 오전 중 물을 억제해야 하는 시간 : 진시~사시(오전 7시 반~오전 11시 반) - 물 1잔~ 2잔 섭취

진시(辰時)와 사시(巳時)는 12지장과 소장이 활동하는 시간으로 수분섭취를 가급적 하지 않는 것이 좋다. 특히 12지장이 활동하는 진시에는 약알칼리의 췌장액이 분비되는데 이때 수분을 섭취하면 수분 역시 약알칼리이기 때문에 췌장액이 활동에 방해를 받아 소화 기능을 제대로 수행하지 못한다. 사시에는 소장의 활동이 왕성하므로 수분 섭취를 않는 것이 좋다. 다만 아침 식사를 하지 않는 사람은 생수를 1~ 2잔 정도 마시는 것이 좋다. 아침식사 대용의 생수는 소화 기관의 생리적 안정과 식욕에 대한 심리적 안정감을 준다.

3. 오후, 물을 마시는 시간 : 오시~미시(오전 11시 반~오후 3시 반) - 물 2잔 이상

이 시간은 계절에 비유하자면 한여름에 속한다. 한여름에 수분이 가장 많이 필요하듯 이 시간대에는 수분을 많이 섭취하는 것이다. 오시(午時)와 미시(未時)는 심장과 비장이 가장 강렬하게 활동하는 시간이기 때문에 수분의 섭취가 필요하다. 국도 먹고 두 컵 이상의 생수를 마시는 등 충분한 수분 공급이 이루어져야 한다. 또 이때는 인체의 수분이 빠져나가는 시간대이기도 하므로 수분의 보충이 필요한 것이다.

 – 점심 식사 시 : 물 1잔 섭취

 – 점심 식사 2시간 뒤 : 물 1잔 섭취

식사 후에는 2시간이 지나서 수분을 섭취하는 것이 좋다. 식사 직후의 수분 섭취는 위산의 희석을 불러일으키기 때문이다. 위산이 희석되면 살균 작용이 저하되므로 장내에서 음식물이 부패하기 쉽다.

4. 오후, 물을 억제해야 하는 시간 : 신시(오후 3시 반~오후 5시 반) – 물 1잔

신시(申時)는 대장이 시간대로 수분대사가 필요하지 않다. 여름철일 경우 입술을 적시는 정도의 수분 유지면 충분하다. 대장에서 수분 흡수가 일어나 체내의 수분이 충분히 순환하는 시간대이기 때문이다.

5. 저녁, 물을 마시는 시간 : 유시~술시(오후 5시 반~오후 9시 반) – 물 2잔

유시(酉時)와 술시(戌時)는 폐와 위장이 활동하는 시간대이다. 위장의 활동이 강하게 일어나는 시간이므로 수분 섭취가 필요하다.

이 시간까지는 술을 마시는 것은 크게 해롭지 않으나 이 시간 이후에는 몹시 해롭다. 이 시간이 지나면 인체는 활동을 중지하고 휴식하는 체제로 들어간다.

- 저녁 식사 시 : 물 1잔 섭취
- 저녁 식사 2시간 뒤 : 물 1잔 섭취

6. 밤, 물을 마시지 않아야 하는 시간 : 해시~축시(오후 9시 반~오전 3시 반) - 물 1잔 섭취

이 시간은 계절로 따져보면 겨울에 해당한다. 밤의 어둠은 그 자체가 수기(水氣)로 수분 섭취가 필요 없다. 특히 이 시간은 인체의 휴식기이므로 수분 섭취는 인체에 해롭다. 따라서 밤늦게까지 음주를 하는 것은 간과 심장에 치명적인 해를 끼친다. 그러나 하루를 마감하고 잠들기 직전에는 물을 마시는 것이 바람직하다. 수면은 뇌의 혈액이 간장으로 돌아가 휴식하게 하는데, 이때 물 한잔은 혈액의 유동성을 높이고 뇌에 신호를 보내며 적혈구의 활동을 강화하고 혈액의 순환을 용이하게 해 깊은 수면으로 인도한다.

- 취침 직전 : 물 1잔 섭취

자연 법칙상 물을 철저히 마시지 않아야 하는 시간은 오전 중이다. 오전 9시 반부터 11시 반까지는 물을 억제하는 것이 좋다. 그러나 오전 11시 반부터 오후 3시 반까지의 점심 시간대와 오후 5시 반에서 9시 반까지의 저녁 식사 시간대에는 국이나 물 등을 먹어도 무방하다.

우리나라 사람에게 위장병이 많은 원인 중의 하나가 오전 중의 과다한 물 섭취에 있다. 아침 식사 때 입맛이 없기 때문에 국이나 물에 밥을 말아 먹는 습관이 잘 생긴다. 또 오전 중에 커피를 비롯한 기타의 음료를 마시게 되면 위에서 분비되는 소화액을 희석시키므로 소화에 장애를 일으키는 것이다.

특히 소화력이 약한 소음인 체질에게 오전 중의 지나친 물 섭취는 아주 해롭다. 저녁에도 9시 반 이후는 음기가 왕성한 시기이기 때문에 물의 섭취는 인체에 해롭다. 술 또한 마찬가지로 몸을 망치게 한다. 과음이나 밤 9시 반 이후의 음주는 독이 될 수 있다.

단, 물을 자주 마셔주어야 하는 상황은 병적인 증세가 있을 때이다. 몸의 컨디션 저하로 설사나 기타 원인으로 인해 탈수 현상이 생기면 수분섭취가 필요하다. 혈액 속에 구아니딘이라는 독소가 쌓여 생명이 위태로워질 수 있기 때문이다.

물은 약이 될 때가 있다. 좋은 생수를 마셔주는 것만으로 신장병, 심장병, 고혈압 등의 예방과 치료에 도움이 된다. 따라서 수분 조절법은 아침단식에 있어 반드시 지켜야 할 사항이다. 이는 대장의 변비와 숙변제거를 할 뿐 아니라, 지구의 음과 양 에너지가 인체에 미치는 영향을 고려한 최상의 건강법인 것이다.

(8) 수분조절을 통한 변비 탈출과 숙변 제거의 자연치유법

수분조절을 통한 대장의 변비 탈출

보름에 한 번 정도밖에 변을 보지 못한다는 사람의 아침단식을 지도하며 관장을 하지 말 것을 당부했다. 그러자 그는 관장을 하지 않으면 아예 변을 볼 수 없다며 난색을 표했다.

관장은 자칫 습관성 관장을 초래하고 장을 자극시키며 장의 점막 분비물과 장내 유익균을 제거하는 부작용도 동반한다. 그러기에 나는 특별한 경우가 아니라면 관장에 반대하는 입장이다. 차라리 아침단식을 통해 내부 장기에 활기를 불러일으키는 것이 효과적이다.

관장만이 변비의 유일한 탈출구였던 그는 어떻게 되었을까? 변비가 그토록 심했던 그는 아침단식을 하며 수분조절로 장기능을 회복했다. 실제로 아침단식을 하면 관장을 따로 할 필요가 없다. 대장은 한 달 내내 하루도 쉴 틈이 없다. 그런 대장에게 '관장제'라는 약이 필요할까? 아니면 휴식이 필요할까? 장기도 사람과 마찬가지로 휴식을 필요로 한다. 위장과 소장, 대장에게 휴가를 주어보라. 그러면 놀라운 효과를 보게 될 것이다. 생리적인 기능이 활발해지면 저절로 자연적인 관장이 될 것이다.

성인병 예방을 위한 장 청소

의학적으로 각종 암의 주요 원인은 간장과 장 기능의 약화로 인한 해독 기능의 저하에 있다. 세포가 해독이 제대로 안 된 물질을 공급 받으면 그 세포는 당연히 병들어 암세포가 된다는 것이다. 여성 유방암의 경우도 마찬가지다.

이미 오래전부터 의학계에서는 장내에서 만들어진 유독 물질의 폐해를 지적한 바 있다. 또한 '변비가 계속되면 유방암에 걸리기 쉽다'는 학설도 제기되어 있다.

실제로 젖먹이 아기를 둔 어머니를 대상으로 조사해본 결과 변비가 심한 여성의 유즙에서 이상세포가 발견되는 확률이 높았다. 규칙적이 배변을 하는 여성보다 일주일에 세 번 이하의 변을 보는 여성에게서 5배 이상 많은 이상세포가 발견된 것이다.

변비가 만병의 원인이라는 것은 누구나 다 아는 사실이다. 하지만 왜 유독 변비가 여성 유방암의 발병과 관련이 깊은 것일까? 그것은 여성에게 변비 증상이 많고 임신으로 인해 변비가 생기기 쉬운 탓도 있지만, 유방에 혈관 분포와 에너지 공급이 많기 때문이다. 여기에다 숙변 또한 성인병과 각종 암의 주요 원인으로 알려져 있다. 숙변과 변비로 인한 독소 물질이 혈액을 오염시켜 생기는 독혈증은 인체에 심각한 폐해를 끼친다.

그러니 아침단식을 통해 가장 먼저 해야 할 일은 장 청소라고 할 수 있다. 장 청소는 변비는 물론이고 나아가 숙변까지 해소하는 것을 말한다.

아침단식의 해독과 공복효과에 수분 조절법으로 장청소가 되면 성인병 예방은 물론이고 피부가 밝아지며 윤기가 흐르며 건강미를 회복할 수 있다.

숙변을 제거하는 효과적인 자연치유법

① 비타민 C를 하루 점심과 저녁식사 직후 각 1000씩 2000mg를 섭취한다.

② 유산균(약국에서 구입 가능한 MC유산균)을 섭취한다. 장 청소에는 생균체를 주로 쓴다.

③ 식물성 자극성 하제를 섭취한다. 식물성 자극성 하제로는 센나(Senna), 알로에, 카스카라사그라다(Cascarasagrada) 등이 있다. 하지만 식물성 하제라고 해도 자극이 강해 계속 섭취하면 장이 지나친 긴장 상태가 되어 도리어 변을 보기가 힘들어진다. 그러므로 습관적으로 장기 복용하는 것은 금물이다.

이 세 가지 방법은 한꺼번에 쓰는 것이 효과적이다. 이 밖에 도움이 되는 보조 식품으로는 차전자피(식이성 섬유)와 당귀, 결명자 등이 있고, 생수도 산성으로 기울어 있는 피를 중화시켜 혈액을 깨끗하게 해주므로 결국 장의 정화 작용에 도움이 된다.

그러나 내가 확신하는 가장 효과적인 장 청소법은 바로 아침단식과 소식이다. 단식과 소식으로 기본적인 정화 작업을 거친 후 위에서 소개한 방법을 병행한다면 성인병과 각종 암으로부터 자유로운 삶을 살 수 있을 것이다.

(9) 산성 독을 제거하는 아침단식과 물

혈액은 약알칼리성이다. 우리가 생수를 먹어야 하는 가장 큰 이유 중의 하나는 혈액의 중화에 있다고 해도 과언이 아니다. 그러나 현대인의 식생활이나 환경 조건은 거의 산성화에 기울어 있다.

서구화된 식습관을 따르고 있는 사람은 대부분이 산성 독의 폐해를 입고 있다고 보아야 한다. 음식 재료 자체에 각종 오염으로 인한 산성 독이 침투해 있어 이를 섭취한 우리 내장과 각 인체 조직에도 산성 독이 깊숙이 축적되고 있는 것이다. 빗물까지 산성도가 높아 이제 더 이상 비에 젖는 낭만조차 누릴 수 없게 되었다.

이렇게 날이 갈수록 체내에 축적되는 산성 독을 제거하려면 생활단식을 하며 생수를 마셔야 한다. 살아 있는 생수는 체내의 독소 물질과 염분을 배출시킬 뿐만 아니라 산성 독을 중화시켜 제거하는 역할을 한다.

현대인의 질병 중 가장 심각한 혈관성 질환의 주요 원인은 산성화된 혈액이다. 건강한 사람의 체액은 중성(약알칼리로 pH 7.4)으로 유지된다. 약알칼리의 중성체액이 유지될 때에야 세포의 활동이 왕성해지고 세균의 침입을 막을 수 있다. 그래서 산성과 알칼리의 균형이 무너지면 질병이 발생하는 것이다. 혈관성 질환은 70% 정도가 산성 체질 때문에 발생하고 나머지 30%는 알칼리의 과잉에 의해 발생한다.

육류의 과다 섭취와 각종 독소 물질을 함유한 음식물의 섭취는 혈액을 탁하게 하고 산성화를 촉진한다. 그렇게 되면 당연히 혈액에 문제가 발생하고 혈관 장애가 일어나는 것이다. 혈관 장애는 재판으로 비유하자면 사형선고를 받은 것과 마찬가지라는 말이 있다. 수명에 절대적인 제한을 주는 질환이기 때문이다.

액 속의 과다 콜레스테롤과 독소 물질들을 생각해보라. 산성화된 혈액이나 내장, 조직 등은 각종 질환의 사각지대를 형성한다. 이러한 산성 독이 결정체를 이루어 하체로 내려가 관절 속의 윤활유에 침투하면 하체를 뻣뻣하게 만들기도 한다. 나이 들었을 때 몸의 굴신과 자세에서 표시가 나는 이유가 바로 이 산성 결정체의 독성 때문이다.

이러한 여러 가지 산성 독과 산성 결정체에 대한 가장 효과적인 치유책은 아침단식과 물로 인체를 정화하고 독성을 제거하는 것이다. 아침단식은 관절에 쌓인 산성 결정체를 제거하여 몸놀림을 부드럽고 자연스럽게 해준다. 또한 물은 중화와 해독작용을 한다. 아침단식과 물은 최상의 콤비로 인체를 젊게 재생시켜주는 효과가 있다.

최근 연구에 의하면 물은 활성산소를 제거하는 데에도 탁월한 효과를 지니고 있다고 한다. 일본 시라하타 교수의 논문에 의하면 알칼리수가 활성 산소를 없애는 능력을 가지고 있다는 것이다. 실제로 활성산소의 이상적인 제거 물질은 활성수소인데, 활성수소는 물의 음극에서 생성된다.

또한 물은 얼굴이나 피부의 노화를 방지하기 위해서도 절대적으로 필요하다. 나이가 들면 얼굴에 주름살이 생기는 이유가 바로 수분 결핍 때문이다. 피부가 수분을 함유할 수 있도록 혈액순환과 수분대사가 원만하게 조화를 이루어야 하는데 그렇지 못할 때 피부가 늙는 것이다.

따라서 건강하고 활기찬 삶을 위해, 또 젊고 싱싱한 피부를 위해 인체를 정화하여 자연에 가까운 상태로 만들고, 물을 효과적으로 섭취함으로써 건강을 유지하는 것이 가장 바람직한 건강법이라 하겠다.

제5장

쉽고 재미있는
아침단식의 노하우

아침단식은 초보자에게는 일종의 두려운 임상실험이 될 수 있다. 하지만 일단 아침단식을 하는 사람에게는 몸이 해독이 되며 건강해지는 효과가 기대되는 즐거운 경험이 될 것이다. 대청소를 할 때 한편으로는 귀찮은 생각도 들지만 다른 한편으로는 청소한 뒤의 상쾌함이 기대되는 것과 비슷한 이치일 것이다.

제5장 쉽고 재미있는 아침단식의 노하우

미래에는 환자에게 약을 쓰지 않고 인체 내의
자연치유력과 영양을 이용하여 질병을 예방하고 치료할 것이다.

— 에디슨

1. 아침단식, 이렇게 시작한다

아침단식을 준비하는 과정

아침단식 준비는 그리 어렵지 않다. 목욕할 때 챙겨야 할 것보다 준비가 더 간단하다. 다만 초보자의 경우 약간의 준비는 갖추어야 한다.

목욕으로 묵은 때를 벗기듯 인체 내부의 목욕이라 할 수 있는 단식으로 몸을 깨끗하게 정화하겠다고 경쾌하게 다짐하고 준비에 임하는 것이 무엇보다 중요하다.

아침단식은 먼저 정신적인 자세를 갖춘 다음에 하는 것이 안전하다. 정신적은 준비는 몸의 해독과 다이어트, 미용에 대한 기초 지식을 익히는 것에서부터 출발한다.

아무것도 모르고 행할 수도 있지만 무지는 두려움을 낳을 수 있으므로 제대로 알면 두려움이 해소되고 잘할 수 있는 방법을 선택할 수 있다.

아침단식을 위한 준비 사항

- 해독과 영양균형에 대한 기초적 지식과 정보
- 체내 노폐물과 불순물을 제거하기 위한 맑은 물
- 아침의 허기를 해소해줄 수 있는 유동식 – 감잎차, 죽염
- 몸을 유연하게 만들어줄 적절한 운동과 명상요법
- 아침단식과 더불어 소식을 위한 영양학적 지식과 정보

아침단식을 할 정신적 준비를 마쳤다면 영양균형을 위한 지식과 상식을 꼼꼼히 체크해보자. 이는 육체의 조건을 고려한 준비이다. 체내 노폐물과 불순물을 효과적으로 제거하는 방법과 육체의 정화에 도움이 되는 운동, 아침의 허기를 해소해줄 수 있는 유동식 준비 등에 역점을 두면 된다.

아침단식을 하지 말아야 하는 사람은?

우리는 일반적인 상식이 구체적인 지식보다 널리 통용되는 경우를 본다. 아침단식에 있어서도 상식을 적용하면 쉽게 이해할 수 있는 부분이 있다. 그것은 아침단식을 하지 말아야 할 사람은 없다는 점이다. 아침을 유동식이나 혹은 가볍게 먹어야 할 사람이 있을 뿐이다.

어떤 병증이든 유동식 혹은 가벼운 간식으로 대체할 수 있다는 것은 상식의 선 안에 있기 때문에 이해할 수 있을 것이다.

아침단식을 유동식 혹은 가벼운 간식으로 대체할 사람과 그 병증

- 영양 부족으로 극히 쇠약해 있거나 노쇠한 사람
- 출혈이 심한 폐결핵 환자
- 심장병 환자나 내출혈이 있는 사람
- 인슐린 주사를 5년 이상 맞아온 당뇨병 환자
- 심한 병증으로 기혈이 정체되고 눈에 생기가 없는 사람
- 말기 암 환자, 심한 정신병자
- 간경변, 뇌종양, 내분비 기관에 이상이 있는 사람
- 임산부나 출산 직후의 산모
- 체중이 정상 체중의 50% 이하인 사람
- 공포, 기아감, 히스테리가 심한 사람

아침단식은 몸의 면역성을 높이고 체내의 노폐물이나 불순물을 제거하는 데 그 목적이 있다. 그런데 상식적으로 생각할 때 아침단식을 해서 지속적인 영양 공급이 끊어지면 죽을 것 같은 사람은 없다. 인간은 꺼져가는 불씨와 다르다. 저녁의 영양 에너지가 오전에 소모되기 때문에 문제가 없다. 다만 영양이 많이 필요하고 영양 흡수력이 저하된 체질은 미네랄, 비타민, 단백질이 함유된 유동식을 해서 해독을 하면 된다.

인체는 불씨가 거의 꺼져가는 상황일수록 더 단식이 필요하다. 오늘, 내일 생명이 오락가락하는 사람에게 억지로 아침을 먹이는 일은 없다. 하루 세끼가 정답이 아니다. 자연치유력은 외부의 영양소에만 의지하지 않는다. 내부의 에너지와 정신력이 작용한다. 그래서 도저히 아침단식이 불가능할 것 같은 환자도 성공하는 경우가 있다.

이는 체내의 숙변이나 불순물, 노폐물 등으로 인해 난치병이 생긴 경우에 해당한다. 따라서 병을 앓고 있을 경우에는 미네랄 등의 필수영양소가 함유된 유동식이 더 효과적일 수도 있다. 심각한 질병 혹은 영양결핍 등의 아침단식에 대한 두려움이 있다면 먼저 영양함유가 풍부한 유동식으로 시작하면 될 것이다.

2. 반드시 지켜야 할 아침단식 수칙과 운동요법

아침단식을 위한 기본 수칙

인체는 리듬을 필요로 한다. 바이오리듬이 유지되면 몸의 면역성 또한 높아진다. 평소 인체의 리듬을 지키기 위해 가급적 몸에 해로운 것은 멀리하는 것이 좋다. 또 몸의 에너지를 과다하게 소비하거나 파괴하는 생활습관이 있다면 그것도 절대 금해야 한다.

한 가지 주의할 점은 무리한 아침단식을 실시하며 운동은 하지 않을 경우 근육 손실이 일어나므로 기본수칙과 더불어 근육강화를 위한 운동도 병행하는 것이 바람직하다.

아침단식 중의 금기사항

① 술, 콜라 사이다 등의 청량음료, 인스턴트음료는 피한다.

② 약품이나 유해한 화학성분이 함유된 화장품, 샴푸 등을 사용
하지 않는다.

③ 열이 높은 사우나나 냉방의 찜질방, 뜨거운 열탕 이용은 피하
는 것이 좋다.

④ 직사광선을 피하고 피부에 자극을 주는 빛과 열은 피한다.

⑤ 가공식품, 인스턴트 음식, 맵고 짜며 기름진 음식은 섭취하지
않는다.

위의 금기 사항 외에도 반드시 지켜야 할 것이 있다. 바로 흐트
러진 정신 자세로 감정에 휘둘려 분노, 회한, 슬픔 등에 휩싸이지
않도록 주의하는 것이다. 그러한 감정은 관조하는 자세로 억제하
는 것이 바람직하다. 감정을 그대로 드러내게 되면 인체 각 장부의
기능이 더욱 저하되기 때문이다. 따라서 아침단식을 시작하기로
했다면 정신 자세를 확실히 정립하고 자기 확신에 차 있는 것이 중
요한 것이다.

아침단식의 해독을 도와주는 운동요법

〈잠들기 전 5분, 깨어나서 5분 침대 운동법〉

침대운동법은 말 그대로 잠들기 전, 잠에서 깨어난 직후 침대에
서 하는 운동이다. 인체는 잠들기 직전엔 긴장된 근육을 풀어주어

야 하고 잠깬 직후는 밤새 이완된 근육을 조여 주어야 한다. 침대 위에서 잠들기 전이나 잠에서 깨어나는 시간은 근육과 신경의 수축이나 이완이 가장 잘 되기 때문에 매우 효과적이다..

단 5분 운동을 하더라도 그 효과는 가히 2시간에 맞먹는다. 그래서 아침단식으로 해독과 공복효과가 왕성하게 일어나기 시작하면 뼈와 근육, 신경의 조율을 해야 하기 때문에 침대운동은 필수적이다.

침대운동의 방법

① 침대 위에서 몸을 완전히 이완시킨 후에 하는 것이 좋다.

② 잠들기 전 5분의 운동은 몸의 근육을 이완해준다. 낮의 경직된 몸을 최대한 풀어준다.

상체는 손깍지를 끼고 손을 폈다가 당기며 어깨와 허리를 침대에서 가볍게 틀어주는 것이 효과적이다. 하체는 붕어운동으로 허벅지와 관절, 발을 붙이고 발의 끝을 가볍게 부딪히는 것을 반복한다. 약 5분간 가볍게 몸을 풀어주며 자가 마사지를 병행하면 더욱 효과적이다.

③ 잠에서 깨어난 직후 5분의 운동은 몸의 근육을 수축시킨다. 밤새 이완된 몸을 최대한 조여 준다.

상체는 누운 채로 고개를 들고 목과 어깨를 틀어주며 손은 위로 힘을 주고 들었다 내렸다를 반복한다. 하체는 다리를 들고 가볍게 사이클을 타듯 허공으로 쳐주며 손으로 다리를 잡고 당기고 틀어준다. 약 5분간 힘차게 몸을 조여 주며 밤새 늘어진 근육을 단단하게 하며 힘을 주어 팽팽하게 한다.

〈몸의 자율신경을 강화시켜주는 소프트 앤드 파워 워킹(Soft and Power Walking) 운동법〉

소프트 앤드 파워 워킹 운동법의 뜻은 소프트는 부교감신경(음기 에너지), 파워는 교감신경(양기 에너지)을 자극하므로 워킹을 번갈아 하면 자율신경이 강화되는 운동이라는 의미이다. 등산과 산책의 가장 큰 차이점은 등산은 소프트 워킹과 파워워킹의 변화가 심하고 산책은 노멀(보통) 워킹을 한다는 점이다. 그렇기 때문에 산책을 등산하듯 소프트와 파워 워킹을 병행하면 운동효과가 상당히 강해진다. 2분간을 교대로 하면 6분간의 운동으로 2시간의 효과를 볼 수 있다.

이는 SBS스페셜 '끼니 반란 : 간헐적 단식 그 후 100일간의 기록'에서 방영된 6분 운동법과 원리가 유사하다. 단 소프트 앤드 파워 워킹은 자율신경 강화를 위해 매우 효과적이다.

소프트 앤드 파워 워킹 운동의 방법

① 소프트 워킹은 매우 부드럽게 무릎을 낮추고 이완하여 걷는다. 부교감신경이 강화되는 효과가 있다.

② 파워 워킹은 전력질주 하듯 무릎을 높이고 긴장시켜 빨리 걷는다. 교감신경이 강화되는 효과가 있다.

③ 하루 30분 워킹을 필수로 하고 가볍게 땀이 날 정도로 빠르게 소프트와 파워 워킹을 병행한다.

〈얼굴의 피부를 윤기 있게 만드는 샤워운동법〉

샤워운동법은 아침의 샤워를 할 때 손을 빨리 움직여 얼굴과 몸의 세안동작을 반복한다는 의미이다. 이 동작은 손과 어깨를 사용함으로써 혈액순환 및 피부 안정효과를 준다. 나는 샤워운동법을 개발한 이래 하루 500회도 한 적이 있다. 그 효과는 매우 뚜렷하게 나타나서 물광 효과와 몸의 피부가 부드러운 효과가 난다. 혹자는 내게 "얼굴에서 광이 납니다."라고 말하기도 했다.

샤워운동의 방법

① 아침에 침대에서 일어나면 곧장 샤워를 한다.

② 샤워기 아래에 서서 물을 맞으며 손으로 얼굴과 몸에 한번에 180회를 한다.

③ 하루에 5분간을 필수로 하며 손과 얼굴, 몸에 열이 날정도로 빠르게 하면 더욱 효과적이다.

이들 3가지 운동을 할 때 반드시 지켜야 할 것은 복식호흡이다. 보통 대부분의 사람들은 일상생활에서 가슴을 이용한 흉식호흡을 한다. 하지만 아침단식의 운동효과는 복식호흡을 하는 것이 효과적이다.

복식호흡은 배 근육을 폈다 다시 오므렸다 함으로써 흉곽이 확대되고 횡격막이 수축하는 것으로 횡격막의 운동이 주가 되는 호흡이다. 가장 단순하게 하는 방법은 흡입을 길게 한번으로 하고 배출을 짧게 두 번으로 나누는 것이다. 복식호흡의 효과는 아침단식의 효과와 거의 일치한다. 따라서 아침단식을 하며 위의 3가지 운동을 복식호흡으로 하면 효과는 배가 된다.

나는 지난 2012년 이전까지 20년간을 홀로 야간산행을 했었다. 전국의 명산에는 가보지 않은 곳이 거의 없었다. 그러면서 한 가지 느낀 점이 있었다. 등산을 하다보면 숨이 목까지 차오르는 구간이 있었고 너무나 평화로워서 그 자리에 앉아서 밤하늘 야경에 빠져 쉬는 구간이 있었다. 그리고 때론 보통의 걸음걸이로 터덕터덕 걷기도 했다. 그 경험을 통해 나는 소프트 앤드 파워 워킹을 실험하고 검증했다. 그 결과 등산을 하지 않아도 복식호흡을 통한 하루 30분 워킹 운동으로 좋은 컨디션을 유지하고 있다.

위의 3가지 운동을 복식호흡을 하며 하루 21분씩 꾸준히 하면 다른 운동을 하지 않아도 최상의 컨디션이 된다. 해독과 공복효과, 자율신경의 강화로 얼굴은 아름답게 몸은 날씬하게 하는 효과를 거둘 수 있다.

3. 아침단식의 성공 노하우

아침단식으로 인한 허기를 이겨내고 치유력을 높이는 자연요법

유동식요법
당근사과주스와 흑설탕을 가미한 생강홍차를 마시면 배고픔과 허기를 이겨내는데 큰 도움이 된다. 공복감을 달랠 수 있고 현대인에게 부족하기 쉬운 비타민, 미네랄, 양질의 당분 등을 보충할 수 있다. 아침의 배고픔은 주로 규칙적으로 분비되는 위산 때문이므로, 유동식으로 위산을 희석시키는 효과가 있다. 그 밖의 유동식으로 선식이나 야채주스요법도 효과적이다. 단. 방부제가 첨가되지 않는 유동식을 섭취하여야 한다.

해독효소요법

처음 아침단식을 하려는 사람은 준비 단계로 해독효소요법을 하는 것이 좋다. 하루 한 끼, 혹은 두 끼의 해독효소요법은 몸의 해독과 정화를 도와주며 매우 효과적이다. 배고픔을 완화시켜주고 허기를 줄여주기 때문에 아침단식에 대한 적응을 쉽게 해준다. 다시 한 번 강조하지만 아침단식은 평생을 지속적으로 하는 것이 원칙이다. 해독효소요법으로 체내환경을 잘 정리하는 것이 바람직한 것이다.

해독약차요법

특정질병이 있거나 원기가 약할 때 보약의 개념으로 해독약차를 마시는 것이 효과적이다. 아침단식은 배고픔을 통해서 자연치유력이 배가 되기 때문에 해독약차를 병행하면 치료효과가 높아진다. 이는 필자의 저서《한방 해독약차》를 참고로 하면 도움이 된다. 많은 분들이 그 책을 통해서 치료효과를 보았다는 많은 사례가 있다.

성공적인 아침단식을 위한 수칙

아침단식은 초보자에게는 일종의 두려운 임상실험이 될 수 있다. 하지만 일단 아침단식을 하는 사람에게는 몸이 해독이 되며 건강해지는 효과가 기대되는 즐거운 경험이 될 것이다. 대청소를 할 때 한편으로는 귀찮은 생각도 들지만 다른 한편으로는 청소한 뒤의 상쾌함이 기대되는 것과 비슷한 이치일 것이다.

아침단식은 누구나 쉽게 할 수 있지만 효과를 높이기 위한 기본수칙이 있다. 이는 우리가 최소한 지켜야 할 사항으로 혼자서 아침단식을 감행했을 때의 폐해를 막기 위함이다.

아침단식의 효과를 극대화하는 수칙

① 몸과 마음을 겸허하게 하고 자연의 순리에 자신을 맡기는 자세로 임한다.

② 칼로리가 과다하게 소비되는 운동이나 노동은 피하고 필요한 언행만 한다.

③ 기혈 순환과 불순물, 노폐물 제거를 위해 4~8㎞ 정도의 산책이나 보행을 한다.

④ 화학성분의 화장품, 가공육류, 과자류 등 일체의 화학적 성분의 사용을 금한다.

⑤ 인체의 유해성분이 함유되지 않는 천연성분의 화장품을 선택하고 자연식을 한다.

⑥ 아침 시간에는 음식물 냄새를 멀리하고 식당가 가까운 곳에는 가지 않는 것이 좋다.

⑦ 무리하게 체온을 조절하지 말고 약간 춥거나 더운 것이 도움이 된다.

⑧ 식욕을 억지로 조절하지 말고 허기가 느껴질 때 물을 마시는 것이 좋다.

⑨ 몸의 이상이나 정신적 변화가 느껴질 때, 흔들림 없는 신념으로 안정을 취한다.

아침단식의 수칙은 자연요법의 원리가 적용되어 있다. 억지로 수칙을 지키려고 노력할 필요 없이 자연의 순리에 따르면 된다. 그러나 아침단식을 억지로 하거나 평소의 생활습관이 불규칙적이면 기본적인 수칙을 지키려는 노력이 필요하다. 아침 한 끼니를 굶는다고 생각하고 어렵게 여긴다면 수칙을 벽에 붙여놓고 충실하게 실천하는 것이 도움이 된다. 기본적인 수칙을 수행하는 자세로 겸허하게 받아들이는 것이 좋다.

또한 섭생에 대해서는 최대한 자연식을 지향하며 얼굴은 아름답게 몸은 날씬하게 하려는 의지가 요구된다. 육체와 정신은 하나의 통일체라는 점을 명심한다면, 수칙에 따라 건강인으로 새롭게 태어나는 일이 결코 어렵지 않을 것이다.

아침단식을 위한 보강식단, 이렇게 한다

보강식단은 아침단식의 마무리라 할 수 있다. 아침 한 끼니를 먹지 않았다고 해도 몸과 마음의 허기를 느끼는 분들에겐 보강식단이 반드시 필요하다. 아침단식을 하며 영양부족을 조금도 느끼지 않을 정도로 점심 혹은 저녁식사에서 영양보강을 하는 것이다. 단, 아침단식 이전의 식사량보다 최소 30%는 줄이면서도 비타민, 미네랄, 단백질이 함유된 영양식을 섭취하는 것이 좋다.

보강식단의 철칙

① 화학성분이 함유되지 않는 자연식을 하며 음식의 영양흡수율을 높인다.

② 방부제가 든 가공식품이나 통조림, 인스턴트식품 등은 섭취하지 않는다.

③ 양질의 육류와 채소와 과일, 특히 완전식품을 섭취하는 것이 영양균형에 좋다.

④ 영양흡수율을 높여야 하므로 음식물을 보통 32회에서 64회까지 씹는다.

⑤ 식사시간에 대화를 하거나 수저를 놓고 쉬어가며 최소한 30분 이상 길게 한다.

⑥ 저녁식사는 특별히 푸짐한 영양 균형식으로 즐기는 마음을 가진다.

대청소를 깨끗이 한 후에도 청결 유지에 신경을 쓰면 쾌적하게 생활할 수 있듯, 아침단식의 적응기에는 철저히 보강식단을 지키는 것이 좋다. 또한 영양학적 결핍이 일어나지 않도록 음식의 질을 높이며 소식을 하는 것이 반드시 필요하다.

아침단식이 진정으로 좋은 이유는 인체를 정화하여 생명력을 강화시키고, 소식 건강법을 생활화하여 최상의 삶을 살 수 있도록 한다는 점에 있음을 다시 한 번 강조하고 싶다.

4. 유해한 화학성분은 피하고 줄어든 위장을 지켜라

유해한 화학성분은 피하라

일상생활에서 화학성분의 노출은 매우 심각하다. 여성들은 매일 화장품, 로션, 샴푸, 데오도란트 등 168개의 화학물질이 함유된 생활용품 중에 12개를 사용한다고 한다. 남성은 85개의 화학물질이 함유된 6개의 생활용품을 사용한다. 한데 문제는 이 화학물질들을 몸으로 흡수하고 숨을 통해 들이마시기도 하며 먹기도 한다는 사실이다.

예를 들면, 미국의 샬롯 브로디(Charlotte Brody)라는 여성은 Dow, Sehll, Union Carbide, Exxon, Monsanto와 같은 회사들이 제조한 제품들을 통해 다이옥신, 폴리 염화 비페닐, 수은, 납, 화장품 화학물질, 잔디용 화학물질 등 총 85개의 유해물질이 체내에 흡수된다는 것을 알게 되었다. 그런데 정작 본인은 평소에 유기농 식품을 샀고 농약은 사용해 본 적이 없었다고 한다. 어떻게 된 일일까?

현대의 유해한 화학성분은 그 정도로 위험성이 높다. 미국의 TTU(Texas Tech University)가 2005년 19개주 여성을 대상으로 한 모유검사의 모든 모유에서 로켓 연료로 쓰이는 과염소산염이 발견되었다고 한다. 아기들을 위한 가장 깨끗한 식품인 모유에서 농약, 수은, 납 등이 발견되었다는 사실이 충격적이었다.

실제 일부 합성 화학물은 소량으로도 체내 호르몬을 교란시켜 정보전달기능을 망가뜨리고 지능, 생식력, 면역체계 기능에 심각한 영향을 미칠 수 있다. 특히 태아의 발달시기와 같은 민감한 시기에 이런 화학물질에 노출되면 그 영향은 더 심각할 수 있다.

해독이 일어나는 아침 시간에는 유해성분이 함유된 화학제품을 피하라

아침단식을 하면 아침식사를 할 때보다 훨씬 몸의 해독은 가속화되기 때문에 유해한 화학성분은 사용을 금하여야 한다. 자신이 매일 아침 사용하는 일상생활 용품 중에서 유해한 화학성분이 있는 것이라면 무엇이든 제거하는 것이 좋다.

아침의 샤워를 위한 바디클렌져, 샴푸 그리고 화장품 등부터 먼저 체크를 하며 철저하게 화학성분의 노출을 막아야 한다. 극소량이라서 괜찮을 수는 없다. 극소량이 매일 아침마다 누적되면 소량이 되고 마침내 특정 취약한 부위에 병인을 만들 수 있다. 따라서 아침단식을 시작하면서 일상생활용품을 유해하지 않는 제품으로 물갈이를 하는 것이 바람직할 것이다.

아침단식을 하면 위장은 줄어든다

소나기 식사라는 것이 있다. 굶다가 한꺼번에 몇 끼의 양을 먹어치우는 것을 말한다. 나 역시 아침단식을 하기 전엔 늘 그랬다. 몇 끼를 굶다가 한꺼번에 허겁지겁 배를 채우곤 했다. 그러면 텅 비었던 위장이 갑자기 밀어닥친 산더미 같은 일거리 때문에 장애를 일으킬 수밖에 없다. 이에 위장은 급격히 늘어나고 소화 기관 전체에 비상등이 켜진다.

한편 인체의 메커니즘 중에는 영양 저장이라는 것이 있다. 다시 굶주릴 때를 대비해서 체내의 잉여 에너지를 축적하는 것으로, 몸에 피하지방이라는 비상식량이 비축되는 것이다. 비만 때문에 굶기를 밥 먹듯 해본 경험이 있다면 알 것이다. 일정 기간 후에 다시 살이 찌는 심각한 요요현상을 말이다.

굶는 것과 단식의 가장 큰 차이점이면서, 아침단식에서 가장 어려운 과정 중의 하나가 보강식의 원칙이다. 아침단식의 성패는 이 보강식 과정에 달려 있다 해도 과언이 아닐 정도로 중요하다. 굶는 것과 단식의 차이점에서 명확히 해야 할 부분이 바로 이것인데, 굶고 난 후의 소나기 식사와 아침단식 후의 보강식단은 그 차원이 다른 것이다.

보강식 이후의 아침단식은 면역과 에너지효율을 더 높인다

보강식을 거친 아침단식은 소식으로의 안내자이면서 자연면역 및 에너지 효율을 높이는 숙련된 조련사라 할 수 있다. 그러나 아무리 아침단식을 한다고 해도 점심을 포만감이 느껴질 정도로 섭취하거나 소나기 식사 습관을 버리지 않는다면 요요현상이 나타날 수 있다.

"아침단식만 하고 점심과 저녁은 마음껏 먹어도 되지 않습니까?"

포만감을 느껴야만 먹은 것 같다는 한 환자는 아침단식을 아주 간단하게 생각하고 있었다.

"아침단식의 목적은 자연치유력의 증대에 있지만 장기적 목적은 소식의 생활화입니다."

나의 대답에 그는 놀란 표정으로 묻는다.

"아니, 그럼 아침단식을 하면서도 소식을 해야 한단 말입니까?"

"그렇습니다. 아침단식을 하면서 소식을 해야만 효과가 극대화됩니다."

나는 그렇게 답변했다. 그 이유는 단식하는 동안 줄어든 위장을 그대로 유지하는 것이 좋기 때문이다. 아침단식은 공복의 상태가 잘 유지되었을 때 효과가 잘 나타난다. 물론 인체의 노폐물 제거와 면역력 증강이라는 단기 목적을 이루는 것도 좋기 하다. 그러나 인생은 하루살이나 일년초처럼 살아가는 것이 아니지 않는가?

"아침단식을 하며 점심이나 저녁을 과식하게 되면 어떻게 되나요?"

"애써 청소를 하고 금방 어지럽히는 것과 비슷한 결과를 가져옵니다. 과식은 발효와 부패의 원인이 되고 장내에 나쁜 균을 생성합니다. 또 노폐물과 숙변, 독소 물질의 원인이 됩니다. 단식 후의 과식은 그 모든 악순환을 이전보다 더 빠르게 재발하도록 합니다."

아침단식을 하며 소식이 강조되는 것은 줄어든 위장으로 공복상태를 유지하여야 하기 때문이다. 아침단식을 하며 과식을 하게 되면 위장은 늘었다가 줄었다가를 반복하게 된다. 또한 위장의 크기에 따라 요요현상이 일어날 수도 있다. 아침단식을 한다고 해도 점심과 저녁을 과식한다면 위장이 늘어나며 효과가 줄어들 수밖에 없다. 따라서 아침단식을 통해 줄어든 위장을 지키는 것이 반드시 필요하다. 줄어든 위장의 상태에 맞춰 소식을 하며 과식을 피하는 것이 바람직한 것이다.

5. 어린이와 수험생의 아침단식

어린이의 성장과 아침단식

"어린이에게 아침단식을 시켜도 되나요?"

가끔 이런 질문을 받는다. 나는 당연히 시켜도 된다고 말한다. 성장기의 어린이라고 해도 성인과 크게 다를 바가 없다. 신문을 비롯한 매스컴에서 가끔씩 아침식사를 하지 않는 어린이들이 늘어난다는 보도는 지극히 당연하다. 영양과잉의 시대에 저녁식사로 고칼로리의 피자, 삼겹살, 치킨을 배불리 먹고 또 아침을 먹기가 쉽지 않기 때문일 것이다.

대부분의 어린이들은 아침식사를 그다지 좋아하지 않는다. 그 이유는 아침에 식욕이 동하지 않아 입맛이 없거나 늦잠을 자서 시간에 쫓기기 때문이다. 하지만 부모님들은 성장기라고 반드시 아침을 먹이려고 억지로라도 한술 뜨라고 국에 밥을 말아준다 그러면 어린이들은 졸린 눈을 부비며 억지로 밥을 밀어 넣고 허겁지겁 학교를 간다. 그러한 악순환은 성장에 도움이 되는 것이 아니라, 오히려 해가 된다.

어린이의 생리적 현상도 어른과 동일하다. 아침에는 해독을 하고 점심과 저녁식사를 통해서 영양의 소화흡수를 최적화할 수 있다. 지금 시대에는 어린이의 고도비만, 소아당뇨, 혈압, 고콜레스테롤 등 생활습관병이 늘어나는 추세이다.

"아침식사를 하지 않으면 뇌에 포도당이 공급되지 않아 공부에 집중하기 어렵다고 하지 않습니까?"

그렇게 질문을 던지는 분도 있다. 그러나 아침과 정오까지의 당분과 에너지는 그 전날의 저녁식사로 이미 충분하다. 아침식사를 해야 포도당이 공급되는 것은 아니다, 보통 소화가 되는 4~6시간을 계산하면 아침식사와 두뇌와는 전혀 무관하다. 오히려 아침단식을 하는 어린이의 뇌가 더 명석하며 집중력이 뛰어나다.

일본의 의사 와타나베 쇼 박사의 아침식사 폐지론과 자녀들의 아침단식

그는 《아침식사는 해롭다》의 저서에서 그 자녀들의 아침식사에 거르기를 당연하게 주장한다. 그는 세 명의 자녀를 태어났을 때부터 아침식사를 뺀 점심과 저녁만으로 키웠다. 초등학생인 장녀의 학교 담임선생님이 아침식사를 하도록 권유했을 때는 진단서를 제출하기도 했다. 또 다른 분의 자녀들이 아침식사 거르기를 한 경우에도 진단서를 쓴 적도 있다고 한다.

　아침단식은 초등학교 이후부터 얼마든지 실행해도 된다. 식욕이 왕성한 어린이의 경우, 아침단식의 초기 적응기엔 가볍게 먹이거나 생수나 생과일주스를 마시게 하는 것이 효과적이다. 단 어린이가 아침단식을 하면 점심과 저녁은 자연스런 식욕에 따라 조절하도록 하는 것이 좋다.

　그러나 어린이의 성장호르몬 분비를 위해선 배고픔을 느끼는 시간이 필요하다. 앞서 설명했지만, 위장은 음식물이 내려오지 않아 공복상태에서 배고픔을 느끼면 '그렐린(ghrelin)'이라는 호르몬을 분비하여 뇌의 시상하부에 작용한다. 그러면 식욕과 동시에 뇌하수체에 작용하여 성장호르몬을 분비하기 때문이다.

　그래서 성장기 어린이는 돌아서면 배가 고프다 먹거리를 달라고 한다. 그럴 때마다 먹거리를 챙겨주어 포만감에 쌓이도록 하는 것은 좋지 않다. 때로는 배고픔을 인내하는 가운데 성장호르몬이 분비되며 인내심이 강화되기 때문이다.

　아침단식으로 인한 약간의 배고픔은 느끼면 식욕과 성장호르몬 분비가 왕성해지는 이중효과가 있다. 그렇게 되면 점심과 저녁은 어린이의 몸이 필요로 하는 만큼 섭취하도록 하면 된다. 어린이의 성장을 촉진시키고 두뇌를 맑게 하며 자연치유력을 높이니, 이 보다 더 좋은 일이 어디 있는가.

남녀의 성장기

남자		여자	
1–16세	유년기	1–14세	유년기
17–32세	청년기(절정기는 24세 전후)	15–28세	청년기(절정기는 21세 전후)
33–56세	장년기(쇠퇴기는 40세 이후)	29–49세	장년기(쇠퇴기는 35세 이후)
57세 이후	노년기	50세 이후	노년기

성장 과정과 아침단식의 관계

역학과 한의학에서는 인간의 성장 과정을 남과 여로 구별하여 분류하고 있다. 남성과 여성의 성장주기는 서로 다르다. 남성보다 여성의 2차 성징이 더 빠르게 나타나며, 대개의 경우 여성의 유년기 성장이 남성보다 빠르다.

남녀의 성장기를 비교해볼 때 아침단식이 필요한 시기는 유년기로 남자 8세, 여성 7세 이후이다. 그 나이가 되면 성징이 시작되며 자율신경이 안정되기 때문이다. 나는 건강과 의학 강연을 할 때마다 나이를 불문하고 성인병(생활습관병)의 위험성이 감지되면 무조건 아침단식과 소식이 필수라고 강조한다. 과체중이거나 만성병, 성인병(생활습관병)의 전조증상이 있다면 체내에 노폐물과 독소 물질이 많아 쌓여 있기 때문이다.

아침단식은 나이와 무관하게 누구나 할 수 있는 자연의 원리이다. 따라서 최상의 체질개선으로 아침단식을 통해 생노병사의 고통으로부터 자유롭고 얼굴은 아름답게 몸매는 날씬하게 하는 것이 건강관리의 비법이라고 할 수 있는 것이다.

수험생과 아침단식 – 체력 증강에 필수

수험생들은 어떻게 해서든 자신의 두뇌 기능을 향상시키고 싶어 한다. 수험생을 둔 학부모들도 마찬가지다. 자녀들의 두뇌기능 향상을 위해 좋다는 것은 다 구해서 먹이고 싶어 한다.

하지만 수험생은 에너지의 공급도 중요하지만 흡수력과 체내 에너지의 효율성을 높이는 것이 더욱 필요하다. 그런 점에서 아침단식은 체내 에너지의 효율성을 높이고 두뇌 에너지를 향상 시키는 지름길이다. 수험생에게 아침단식을 권하면 대개는 부정적이다.

이들은 그렇지 않아도 체력이 문제인데 아침단식을 하게 되면 체력이 더 떨어져 시험을 망치게 될 것이라고 염려한다. 그러나 체력이란 무엇인가?

그것은 원기라고 불리는 체내의 에너지이자 생명력이다. 원기의 현대 의학적 용어는 대사기능으로 자율신경이 최적의 상태일 때가 가장 좋다. 그런 점에서 교감신경이 작동하는 아침 시간에 단식을 하는 것만으로 자율신경이 안정되고 두뇌가 맑아질 것이다.

지금 시대에는 많이 먹는다고 해소 무조건 체력이 좋아지는 것은 아니다. 체력은 체내의 독소와 노폐물이 없을 때, 자율신경이 안성되어 있을 때 좋아진다. 그러한 상태일 때에 체내 에너지 효율성이 높아져 체력이 쌓일 수 있고 그로 인해 두뇌 기능 또한 향상될 수 있다. 따라서 수험생에게 아침단식은 체력 증강과 두뇌 기능 향상이라는 두 가지 선물을 한꺼번에 안겨 줄 수 있는 것이다.

⑩ 유해한 화학성분의 노출로부터 몸을 지켜라

생활주변의 유해한 화학성분의 논란은 오래전부터 있어 왔다. 그중에서 다국적 기업의 엄청난 마케팅과 로비로 인해 덮여 있는 것의 대표적인 사례를 꼽자면 화장품의 유해한 화학성분이다. 화장품에 함유된 일부 화학성분이 피부에 악영향을 끼칠 수 있다고 알려져 있다. 하지만 일반인이 그러한 것을 알기는 쉽지 않다.

파라벤, 인공 색소 등 화학성분이 함유된 화장품은 무서운 침입자들이다. 일반적인 환경물질과 달리 얼굴에 직접 찍어 바르거나 뿌리기 때문이다. 얼굴의 피부는 인체의 피부 중에서 가장 흡수율이 높다. 극소량의 유해한 화학성분이라도 누적되면 치명적인 악영향을 미칠 수 있다. 그래서 아침단식의 철칙으로 유해한 화학성분의 노출을 철저히 피해야 한다.

아침은 해독시간이고 얼굴은 인체의 핵심부위이기 때문이다. 만물이 어둠에서 깨어나 아침을 맞이하면 가장 먼저 하는 것이 청소(해독)이다. 인체도 예외는 아니다. 인간은 특히 얼굴의 해독인 세수를 가장 우선적으로 한다. 얼굴이 깨어나야 두뇌와 내장이 가동되며 정신이 번쩍 든다. 그 다음의 순서로 화장을 한다. 따라서 아침단식에서는 해독시간의 유해한 화학성분 화장품의 피부흡수를 금한다.

더군다나 화장품에 함유된 방부제, 색소, 향료 등은 피부 개선을 도와주는 성분이 아니다. 화장품에 향이나 색을 입히고 유통기한을 늘리며 제품 흡수율을 높여줄 뿐이다. 화장품 회사의 이익을 높이고 소비자들의 만족감을 높이기 위한 방편이다.

인체에서 가장 소중한 부위인 얼굴과 피부에 그렇게 하는 것은 결코 바람직하지 않다. 피부가 건강하면 이러한 성분들은 오랜 기간 누적되어 민감한 피부로 변한다. 하지만 민감한 피부는 가려움, 울긋불긋함, 등의 각종 피부 트러블을 일으킬 수 있다.

화장품에 들어있는 유해한 화학성분은 피부에 어떤 영향을 미칠까?

① 파라벤(paraben) – 방부제 역할을 하는 화학성분으로 독성이 강하다. 내분비계 교란물질로 접촉성피부염 및 알레르기를 유발한다. 유방암 유발 의심물질이 있으며 알레르기를 유발한다.

② 페녹시에탄올(Phenoxyethanol) – 파라벤 대안으로 사용되며 중추신경계에 영향을 미친다. 모유 수유를 하는 여성이 이 성분에 노출되면 아기에게 구토 및 설사를 유발할 수 있다. 또한 피부를 건조하게 만들어 트러블도 일으킬 수 있다. 피부 점막을 자극하고 체내 흡수되어 마취작용을 한다.

③ 미네랄오일 – 석유에서 추출하는 광물성오일로 피부트러블을 유발한다. 피부에 막을 형성해 피부를 보호하는 기능을 한다. 하지만 기름 성질이 지나쳐 피부가 숨을 쉬는데 방해하는 나쁜 작용을 하며 피부 자가 면역성을 저하한다.

④ 인공색소 중 타르계 일부 – 발암성이 있고 외에도 피부 알레르기를 일으킬 수 있다.

⑤ 에탄올(ethanol) – 수렴작용, 청량감, 청결 효과 등을 주지만 증발되면서 피부 수분을 빼앗아 건조하게 만들 수 있다. 건성과 민감한 피부는 에탄올이 들어간 제품을 피하는 것이 바람직하다.

⑥ 프로필렌 글라이콜(propylene glycol) – 피부나 모발에 수분 공급, 진정, 습윤제 등 역할을 한다. 하지만 피부에 자극을 일으킬 수 있다.

⑦ 벤조페논(benzophenone) – 자외선차단 효과가 있으나 환경 호르몬 의심 물질로 알려져 있다. 알레르기나 여드름 등의 피부 트러블을 유발할 수 있다.

⑧ 디에탄올아민(diethanolamine) – 계면활성제 등 중화제, pH 조정제로 사용된다. 피부, 간, 콩팥의 기능장애를 유발하는 발암성물질이다.

⑨ 피이지(PEG) – 화장품이 피부에 흡수되는 것을 돕고 여러 성분들이 제품 속에 안정적으로 섞여 있도록 도와준다. 제조과정에서 다이옥산 등 발암물질을 생성한다.

⑩ 황색 4호 – 소 성분으로 피부체내에 흡수가 가능하며 발암성 또한 존재한다. 적색 219호, 황색 204호, 적색 202호 등 타르색소 모두 포함되어 있다.

⑪ 인공향료 – 두통, 현기증, 발진, 색소침착, 기관지자극, 메스꺼움, 가려움증 유발한다.

⑫ 티몰 – 헤어제품에 사용되는 방부제. 구토, 설사, 두통, 이명 순환기 장애를 유발한다.

⑬ 이미다졸리닐 유레아, 디아졸리디닐유레아, 디엠디엠히단토인 – 화학방부제 가운데 파라벤 다음으로 널리 사용되는 성분이다. 포름알데히드를 방출하고 접촉성 피부염의 주요 원인이다.

⑭ 트리이소프로파놀아민 – 유화제로 피지를 과하게 제거하여 피부 건조증을 유발한다.

이 밖에도 이름 모를 유해성분은 많겠지만 이러한 화장품의 유해한 화학성분은 자세히 알아야 한다. 일반적으로 화장품 및 생활용품 회사에서 진행하는 안전성 검사는 발진, 부음, 눈 염증과 같은 단기적인 증상이 나타나지 않는 것만을 확인할 뿐이다.

미국의 EWG(Environmental Working Group)가 진행한 2005년 화장품 성분 분석 보고서 Skindeep 사이트에 따르면, 화장품 중 절반 이상이 에스트로겐과 같은 효과를 나타내거나 체내 호르몬을 교란하는 화학물질을 함유하고 있다.

이러한 문제들에 대해 알아보려면 스마트 폰에서 '화장품을 해석하다'라는 의미의 '화해' 어플을 설치해서 확인해보면 된다. '화해' 어플은 한국인이 EWG(Environmental Working Group) 공모에서 당선된 작품이다. 전 세계 화장품을 브랜드별로 인체에 대한 유해성 여부를 체크할 수 있도록 만들어진 매우 유용한 어플이다. 앞으로 그 '화해' 어플을 통해 유해한 화학성분의 화장품을 피하고 유해성분이 없는 화장품을 선택하는 것이 반드시 필요하다.

⑾ 활성산소를 제거하는 비타민 C 대량요법

비타민은 에너지를 생산하거나 인체 내 특정 기관의 형성에는 이용되지 않지만 생명을 유지하는 각종 대사 과정을 조절하는 필수적인 요소다. 그런데 그 중에서 비타민 C는 모든 동·식물에서 생성되는데 유독 인간은 합성을 할 수 없다. 그래서 반드시 외부 물질을 통해 섭취할 수밖에 없다.

특히 비타민 C의 결핍은 원활한 대사를 할 수 없게 한다. 그렇기 때문에 아침단식을 할 때는 충분한 비타민 C의 섭취가 요구된다. 체내가 정화된 후에는 비타민 C의 강화로 활성산소를 제거하여 각종 대사 과정에서 생리를 활성화하는 것이 필요하기 때문이다. 활성산소가 노화와 각종 질병의 원인이라는 것은 이미 널리 알려진 상식이다.

한때 시중 약국에서 비타민 C가 품절된 적이 있는데 이는 비타민 C가 활성산소를 제거하는 능력이 탁월하다는 의학적 주장에 의해서였다. 이 주장에 의하면 비타민 C를 인체가 필요로 하는 양보다 100배 이상이나 더 많이 복용하라는 것이다. 이는 비타민의 결핍을 보충하는 차원이 아닌 치료용 관점에서 접근한 것이다.

만병의 근원 활성 산소

활성산소란 정상적인 산소 분자에서 전자 하나를 잃어 산화력이 커진 상태의 산소를 말한다. 이 활성산소는 공기 중의 산소와는 달리 우리 몸에 막대한 피해를 주는데, 대부분의 음식은 활성산소를 발생시킨다. 활성산소는 몸속의 세포에 상처를 입히고 암을 발생시키는 주요 원인이다. 강한 독성을 지닌 활성산소는 세포를 공격해 파괴시키고, DNA 유전자마저 변형시킨다. 이것이 암을 유발하고 몸을 늙고 병들게 하는 원인이다.

'인체의 배기가스'라고도 불리는 활성산소. 체내에서 생성된 활성산소는 원래 우리 몸에 병원균 등 유해 물질이 침입했을 때 방어 작용을 한다. 그러나 이건 어디까지나 몸에 적정량의 활성산소를 가지고 있을 때의 얘기다.

활성산소가 지나치게 많이 생성되면 활성산소는 강한 반응성을 띠며 우리 체내의 모든 조직을 가리지 않고 파괴한다. 이때 체내에서는 자연적으로 활성산소를 제거하는 효소 시스템이 작동돼 잉여 활성산소를 제거하려 하지만 한꺼번에 다량의 활성산소가 발생했을 때는 역부족이다. 이러한 활성산소는 각종 질병의 90% 이상에 관여한다고 알려져 있다. 질병과 노화의 주범인 활성산소의 생성을 억제하는 것이 건강한 삶의 최우선 조건이라고 하겠다.

나는 한의대에서 해부생리학을 배우는 시간에 김청호 교수로부터 비타민 C 대량요법을 배웠다.

"최근의 비타민 연구는 비타민 결핍증에 국한되지 않습니다. 비타민 C 대량요법은 항암 작용뿐만 아니라 질병 치료에도 매우 뛰어난 효과를 낸다는 의학 보고가 있습니다. 이제 비타민 C 대량요법은 결핍 해소의 차원이 아닌 질병예방과 치료의 차원에서 각광받고 있습니다."

그는 비타민 C의 구체적인 복용법까지 제시했다.

"비타민 C를 하루 권장량인 60mg보다 10배 이상 많은 1000mg을 복용해야 하는 이유는 혈액 내에 일정 농도 이상의 비타민 C를 존재하게 하면 활성산소를 제거할 수 있기 때문입니다.

그는 덧붙여 이렇게 말했다.

"비타민 C 대량요법의 부작용은 없습니다. 구토나 설사, 신장 결석, 혈액순환 장애 등의 부작용이 나타날 수 있다고 주장하는 사람도 있지만 이는 사실과 다릅니다. 비타민 C를 하루 1000mg 복용하면 고혈압 및 뇌졸중, 심장병 등의 위험을 현저히 줄일 수 있습니다."

실제 비타민 C 대량요법은 부작용이 없다. 비타민 C는 혈액 내에 일정 농도 이상 있으면 활성산소를 제거하여 노화 방지와 항암작용을 한다. 또한 천식, 당뇨, 아토피성 피부염, 동맥경화 등 거의 모든 성인병이나 난치병의 치료에 효과를 나타낸다. 그래서 아침단식을 할 때 비타민 C 대량요법을 병행하면 효과가 배가 된다.

노벨상을 두 번이나 받은 미국의 라이너스 폴링 박사는 비타민 C의 효과를 증명하기 위해서 하루에 약 3g 정도의 비타민 C를 복용했다. 또 비타민 C가 감기에 특효라는 내용의 〈비타민 C와 감기〉라는 논문과 암치료에도 효과가 있는 것으로 연구하여 《암과 비타민 C》라는 책도 집필했다. 이러한 비타민 C의 대량요법에 관한 그의 연구들은 당시 의학계에 큰 이슈가 되었다.

나는 감기와 암에 특효라고 설명한 폴링의 주장에 공감하여 실험과 검증을 했다. 그 결과는 아주 좋았다. 그래서 나는 감기환자에게는 약을 처방하지 않는다. 비타민 C 대량요법으로 하루 6000 mg, 혹은 8000mg을 한번에 1000mg씩 2알 2000mg로 6시간 간격으로 복용하라고 한다. 그러면 감기 몸살을 비롯한 초기 감기, 컨디션 저하에는 특효가 있었다.

비타민 C 대량요법의 효과에 대해선 비타민 박사로 불리며 영국 국제인명센터 선정 「세계 100대 의학자」로 선정된 서울대 이왕재 교수의 논문을 보면 확인할 수 있다. 그는 1000mg짜리 비타민 C 알약 4개(4000mg)를 세 끼로 나눠 하루 12알 12000mg을 23년간 복용했다. 그는 비타민 C 대량요법으로 암, 고혈압, 당뇨, 간경변, 뇌졸중 등의 난치병을 치료한 사례와 원리를 구체적으로 밝히기도 했다.

현대인과 비타민 C는 이제 뗄 수가 없는 관계이다. 그래서 아침 단식과 비타민 C 대량요법도 실행하는 것이 좋다. 단, 체질에 따라 비타민 C 1000mg을 공복에 복용할 시에 속쓰림이 있으면 액시드 프리(acid free)가 표시된 제품을 섭취하면 된다. 액시드 프리는 위산유발을 시키지 않으므로 공복에 섭취해도 된다. 따라서 아침단식으로 체내의 조직과 시스템이 정화하며 더불어 비타민 C 대량요법으로 활성산소를 제거하는 것이 좋다. 감기, 암 등에도 특효라는 것은 얼마나 다행인가?

제6장

아침단식의
체험후기

나는 아침단식과 해독요법으로 내 몸과 마음이 청정해역처럼 맑아져 있음을 느낀다. 끝으로 원인모를 병마에 시달리는 분들에게 아침단식으로 건강한 삶을 되찾으라고 권하고 싶다.

제6장 아침단식의 체험후기

사람에게 병이 생기면 가장 먼저 단식을 고려해야 한다.

온갖 치료를 다 해본 후 마지막으로 단식을 선택해서는 안 된다.

특히 심혈관장애, 고혈압, 면역장애, 섬유종, 천식 환자는

단식을 먼저 시도해야 한다.

- M.D. 조엘 퓌르먼

1. 상기증과 만성체증, 이명을 고치고 얼굴과 피부가 놀랍게 변화하다

추승호(33세, 서울시 관악구 인헌동) 고등학교 교사
/ 카카오톡 아이디(mylucy1)

나는 평소 폭식을 하는 습관이 있었고 생활 리듬은 불규칙적이었다. 특히 저녁을 늦게 먹고 밤늦게까지 활동하다가 꼭 군것질을 하는 나쁜 버릇이 있었다.

그런 생활습관 때문인지 20대 중반부터 체증에 자주 걸렸다. 주기적으로 체기를 느끼고 소화불량을 겪었다. 하지만 심각하게 생

각하지 않았다. 그러나 차츰 그 증세의 주기는 짧아지고 몸이 피로하고 귀에는 이명이 들리고 두통이 느껴졌다.

처음에는 과로이거니 하고 넘어갔지만 차츰 증세가 심해져서 하는 수 없이 병원에 갔다. 병원에서 신경성 소화불량으로 진단을 받고 약을 받아 복용했다. 한데 전혀 효과는 없고 체중의 상태는 심각해져 갔다. 그래서 인터넷으로 체중과 이명, 소화불량에 관한 정보를 검색했다. 다행히《만성체증이 내 몸을 죽인다》라는 책을 발견하고 저자인 백승헌 박사님께 전화상담을 하였다.

체질진단 결과는 태양인 부체질에 소양인 주체질이었다. 이 체질은 상기증과 만성체증이 잘 생기며 체내의 독소와 노폐물로 인해 이명이 생긴다고 했다. 또한 그 세 가지의 증세는 서로 연관성이 있다며 박사님은 치료를 하면서 아침단식을 병행해보라고 권유하였다.

당시 나는 단식이라는 말에 상당한 거부감이 들었다. 주변에서 단식을 무리하게 하다가 몸이 상한 경우를 보았기 때문이다. 또 배고픔을 참아야 한다는 부담감이 있었다. 그러나 박사님의 과학적인 설명을 듣고 두려움을 떨쳤다. 방법이 쉬웠고 별 준비 없이도 할 수 있다는 장점과 얼굴윤곽이 살아난다는 점이 흥미로웠다. 그의 의학론에 따르면 얼굴은 인체의 계기판으로 얼굴과 피부가 좋아지면 더욱 건강해질 수 있다는 점에 공감을 했다.

나는 아침단식을 시작할 때 수칙을 벽에다 붙여놓고 철저히 지키기로 했다. 특히 수칙 중에서 일체의 화학적 성분을 금지한다는 구절은 무엇보다 열심히 지켰다. 가공식이나 통조림, 라면, 화장품, 치약, 샴푸에 이르기까지 철저히 유해성분이 없는 것으로 선택했다.

아침단식을 시도해본 결과 최초 7일간은 약간 힘이 들었다. 배고픔과 허기, 무기력증이 느껴졌다. 몇 번을 포기할까 생각하다가 억지로 3주 동안을 견뎠다. 그랬더니 신기하게도 배고픔이 사라지고 상기증과 만성체증이 서서히 치료가 되며 귀에서 들리는 윙윙거리는 이명이 사라졌다. 또 아침단식으로 소식을 한 탓에 몸무게는 줄었는데 오히려 힘이 나고 피로감이 현저히 줄어드는 것도 느껴졌다. 아침단식의 효과를 실감했다.

아침단식 4주째에 접어들자 첫 번째로 나타난 현상은 살이 저절로 빠지기 시작하는 것이었다. 배고픔이나 현기증 같은 증세는 전혀 없었다. 아침단식의 수칙을 책상 앞에 붙여두고 매일 실행해서인지 별 어려움이 없었고 내가 단식을 하고 있다는 생각도 들지 않았다.

이러한 아침단식을 6주 정도 했을 때 몸무게가 5kg이나 빠졌다. 또 몸이 가벼워지고 편해지는 느낌이 들기 시작했다. 그리고 아침단식을 시작한지 8주째에 접어들면서 상기증이 사라져 머리가 맑아지고 만성체증으로 인해 아침마다 속이 더부룩하던 증상이나 입냄새가 느껴지지 않았다. 그뿐 아니라, 얼굴의 윤곽이 또렷해지고 피부트러블이 사라지기 시작했다. 한마디로 몸이 해독이 되고 정화되는 느낌이었다.

아침단식을 시작한지 12주가 되자 몸이 거의 정상으로 회복된 것 같은 느낌이 들었다. 여러 증세들 또한 어느덧 사라지고 없었다. 건강 상태가 전반적으로 좋아진 것은 물론이고 가장 만족스런 상태는 얼굴의 변화였다. 상기증으로 인해 잦은 피부트러블이 있었고 만성체증으로 피부 톤이 어둡고 칙칙한 느낌이 있었다.

특이할 만한 사항은 유해한 화학성분이 없고 효과가 탁월한 천연성분의 화장품을 사용해서 그런지 얼굴에 혁명적인 변화가 생겼다는 것이다. 오랜만에 만나는 사람마다 내게 "신수가 훤하네요. 얼굴이 왜 이렇게 좋아졌어요?"라는 질문을 했다. 피부가 밝아지고 피부톤이 좋아졌을 뿐 아니라, 얼굴의 윤곽이 더욱 뚜렷해져 있었다. 사진을 찍어서 전과 후를 비교해도 확연히 차이가 있었다.

아침단식의 효과와 일체의 화학적 성분을 멀리한 결과가 확실하게 나타났다. 나는 이제 만나는 사람마다 아침단식을 권유한다. 바쁜 출근시간에도 여유를 누릴 수도 있는데다 얼굴의 변화까지 생겨 자신감이 더욱 생겼으니, 이보다 더 좋은 일이 어디 있을까 싶다.

28체질의학이란?

28체질의학은 사상체질의 원론을 그대로 간직하되, 사상체질을 더욱 세분화하고 과학화한 의론이다.

사상체질은 인간의 체질을 4가지로 구분한다. 반면에 28체질은 사상체질의 경계 영역을 인정하면서도 세분화하여 그 영역을 복합체질로 해석한다. 28체질에 의하면, 사상체질 중 한 가지를 단일체질로 갖는 경우는 드물고, 대부분의 경우 2가지 혹은 3가지 체질이 혼합된 복합체질로 나타난다고 본다.

사상(四象)을 세분화하여 복합적으로 분류할 수 있는 조합의 수는 총 28가지이다. 예를 들어 태음인 체질을 다음과 같이 분리할 수 있다. 전형적인 태음인 체질, 소양인 부체질에 태음인 주체질, 태양인 부체질에 태음인 주체질, 소음인 부체질에 태음인 주체질, 소양인과 태양인 부체질에 태음인 주체질, 태양인과 소음인 부체질에 태음인 주체질, 소음인과 소양인 부체질에 태음인 주체질, 이렇게 태음인을 주체질로 하는 7가지 경우가 있다. 각 체질마다 부체질의 경우가 7가지씩 있기 때문에, 총 28개의 복합체질이 생겨나는 것이다.

동양철학의 원리로 볼 때 28체질론은 사상의 4라는 숫자와 음양오행을 합한 7개(일, 월, 화, 수, 목, 금, 토)의 숫자를 곱한 것으로 성립된다. '4 x 7 = 28'로 이해할 수 있다.

28체질의학과 사상체질의 차이점

❶ 두뇌와 오장육부의 기능이 유기적으로 정신기혈의 에너지체계를 통해 작용한다는 것을 밝히고 있다. 28체질의학은 사상체질과 달리 두뇌생리학과 장부생리학은 상응하며 정(호르몬계), 신(신경계), 기(경락계), 혈(혈관계)이 상호작용한다는 것을 체질적 원리로 연구한 최초의 의학이다.

❷ 체질의학을 바탕으로 현대의학과 한의학, 자연의학을 결합한 통합의학을 지향한다. 28체질의학은 사상체질과 달리 현대의학의 데이터베이스와 한의학의 임상원리, 자연의학의 요법을 결합한 임상의학으로 체계화되어 있다.

❸ 동양의 바이오리듬 원리를 바탕으로 과학적인 체질진단이 명확하게 나타난다. 28체질의학은 사상체질과 달리 성격과 체형 혹은 설문지 조사, 불명확한 오링 테스트 등의 시험이 아닌 동양의 바이오리듬 원리로 체질을 진단한다.

❹ 한의학과 동양철학의 원리를 결합하여 이론과 임상의학적 실제가 일치되어 있다. 28체질의학은 사상체질과 달리 한의학과 동양철학의 원리를 결합하여 현대의학, 자연의학을 통합하여 임상의학적으로 높은 효용성을 지닌다.

28체질의학은 통합의학으로 이미 수많은 의료전문가에 의해 임상의학적으로 적용되고 있으며, 세계의학으로 힘찬 발돋음을 하고 있다. 이에 대해 자세히 알고 싶은 독자는 ≪태양인 이제마의 동의수세보원≫을 참고하면 도움이 될 것이다.

2. 부종과 자궁냉증, 변비를 해소하며 피부미인이 되다

강정아(48세, 서울시 종로구 동숭동) 화장품 회사 전무이사
/ 카카오톡 아이디(essencekang)

결혼 전에 날씬했던 몸매가 결혼 후 둘째 아이를 낳은 후부터 불어나기 시작했다.

그때부터 몸이 붓는 부종이 조금씩 생겨나고 장과 자궁의 냉증이 시작됐다. 또한 등의 여드름이 심했고 배에 가스가 차면서 변비 증세가 찾아왔다. 나는 몸에 좋다는 약과 온갖 민간요법을 다 동원해보았다. 하지만 효과가 별로 없었다. 아가씨의 날씬한 몸매에서 갑자기 아줌마의 펑퍼짐한 체형이 되자 절망감에 빠지기도 했다.

그러다가 내 병은 내가 고쳐야겠다는 생각으로 서점에 가서 건강서를 보던 중 체질 관련 책을 접하면서 백승헌 박사를 알게 되었다. 나는 그를 찾아가서 체질진단을 받았다.

나의 체질은 태음인과 소양인 부체질에 소음인 주체질이었다. 상체의 열은 많고 장과 하체는 차며 비장의 기능이 약하여 물살이 잘 찌며 상기증과 내장체증이 있다는 것이었다.

그는 마치 첨단의료기로 진단한 것처럼 정확히 나의 증세를 말해주었다. 그리고 내가 생각이 많고 감각이 발달하여 직관적이고 영성에 관심이 많은 체질이라고 했다. 나는 그의 말을 들으며 깜짝 놀랐다. 나는 명상을 10년을 했고 신앙생활을 꾸준히 해왔기 때문이다.

당시 나의 증세는 심각하였기 때문에 치료를 받으며 자연요법을 병행했다. 백승헌 박사는 자연요법으로는 아침단식과 체질적으로 간의 면역성이 약하므로 일상생활을 하며 화학적 성분을 멀리하는 해독요법을 권유했다.

그러나 당시 나는 하루에 한 끼라도 굶으면 죽는 것으로 여길 정도로 단식에 대한 두려움이 컸다. 실제로도 그때까지 끼니를 거른 적이 없었다. 급한 사정으로 식사를 못 하게 될 경우엔 빵이나 떡이라도 먹어야 일을 제대로 할 수 있을 정도로 규칙적인 식생활의 원칙이 있었다. 단식이 좋다는 얘기를 듣긴 했지만 실행할 엄두를 내지 않았다.

하지만 곰곰이 생각해보니 한편으로는 그리 어려울 것도 없을 것 같았다. 며칠을 내리 굶는 것이 아니라, 아침 한 끼니 라면 다이어트도 할 수 있을 것 같았다. 하지만 일상생활 속 화학성분을 피하라는 것은 쉽지 않았다.

명색이 화장품 회사 전무이사인 내가 화학성분을 피한다는 것을 생각해본 적이 없었기 때문이다. 물론 화장품 연구를 많이 해서 천연성분의 화장품이 좋은 것은 익히 알고 있었다. 또 생활주변의 화학적 성분인 가공육류, 통조림, 라면, 과자류 등 생각해보면 거의 모든 것이 유해한 화학성분이 함유되어 있으니 말이다.

그러나 나는 그 무엇보다 병의 뿌리를 뽑을 결심을 하고 그가 시키는 대로 아침단식과 해독요법을 하기로 했다. 우선 아침단식을 시작할 때는 물을 두 컵 마시는 것으로 시작했다. 처음 두려워한 것에 비하면 의외로 쉬웠다. 생활주변의 화학성분을 멀리하는 것은 철저히 하기로 했다. 화학성분의 화장품을 비롯하여 일체의 식자재, 샴푸, 세재, 퐁퐁 등을 천연성분으로 바꾸었다. 천연성분의 화장품은 인터넷 검색과 백승헌 박사의 추천으로 몽니스 화장품을 선택했다. 완전한 몸의 해독을 위한 큰 결심이었다.

아침단식을 한 처음 2주간은 몸에 힘이 없고 나른한 감이 들었다. 그러나 3주가 지나면서부터는 오히려 몸이 가벼워지면서 좋아지는 느낌이 들었다. 장과 하체가 따뜻해지며 만성 변비와 몸이 붓는 증세도 차츰 나아지고 있었다. 또 등의 여드름이 신통하게 사라졌고 피부의 기미와 잡티, 작은 주름이 사라지는 것을 발견했다.

3주간의 기적이 일어난 것이었다. 당시에 만나는 사람마다 "갑자기 왜 이렇게 피부가 좋아졌어요?"라는 말을 했다. 거울을 보거나 사진의 비포-에프터를 봐도 표시가 뚜렷하게 났다.

아침단식의 효과가 이렇게 빨리 나타난다는 것이 신기했다. 나는 아침단식을 더욱 철저히 하기 위해서 자연식을 정성스럽게 준비했다. 가족들에게도 아침단식의 효과를 설명하며 조금씩 실행하게 했다.

자연식을 하는 것은 말처럼 쉽지 않았다. 가족 외식이나 친구와의 저녁 약속이 있을 경우에 화학조미료가 든 음식을 먹을 수밖에 없기 때문이다. 회사생활을 해야 하는 관계로 그런 약속까지는 피하지 않았지만 가능하면 자연식을 지키려는 노력을 했다.

아침단식을 한 지 8주가 지났을 무렵 몸무게를 재어보니 8kg이 빠져 있었다. 또 나를 그토록 힘들게 했던 부종과 변비, 자궁냉증이 거의 사라졌다. 얼굴윤곽과 몸매의 라인이 놀랍게 변했다. 그

변화가 얼마나 드라마틱하였으면 사람들은 놀라움을 금치 못했다. 말로만 들었던 피부미인의 칭호를 내게 부여하는 분들도 있었다.

　나는 화장품 회사에 근무하는 관계로 화장품에 함유된 파라벤의 폐해를 잘 안다. 유방암 수술을 하면 암 덩어리에서 화장품 냄새가 난다는 의학적 보고도 있다. 알면서도 쓰고 모르면서도 쓰는 생활 속 화학성분이 얼마나 위험한지를 실감했다. 나는 등에 난 여드름이 말끔히 사라진 것은 아침단식의 효과도 있지만 화장품에 함유된 파라벤 성분이 원인일 것이라 추정한다. 파라벤 등 해로운 화학성분이 없는 천연성분의 화장품을 사용하면서 느낀 점이 그렇다.

　나는 화장품 회사에 근무하기 때문에 화학적 화장품의 성분을 익히 안다. 하지만 '소량이니까, 괜찮겠지.' 하며 사용해왔다. 그러나 화학적 유해성분이 없는 몽니스 화장품을 사용하면서 생각이 완전히 바뀌었다. 티끌모아 태산이라고 하듯 소량의 화학적 성분이 모이면 암 덩어리를 만들 수 있음을 알게 되었다.

　순수한 자연성분의 허브와 한약재, 해초류 등의 천연성분의 화장품이 내 얼굴을 정화한다는 생각만으로 내 피부는 호강한다는 생각을 한다. 그 밖에도 유해성분이 없는 샴푸, 세재, 식기세제 등을 사용하면 마음이 맑아지는 것을 느낀다. 그러니 몸은 얼마나 맑아지고 좋아지겠는가.

　나는 아침단식과 해독요법으로 내 몸과 마음이 청정해역처럼 맑아져 있음을 느낀다. 끝으로 원인모를 병마에 시달리는 분들에게 아침단식으로 건강한 삶을 되찾으라고 권하고 싶다.

3. 건선과 민감성피부염, 민감성대장증후군에서 벗어나고 생기 있는 외모로 변하다

박민숙(43세, 인천시 남구 주안동) 주부
/ 카카오톡 아이디(aaly531)

나는 건선과 민감성피부염, 민감성대장증후군으로 극심한 육체와 정신적 고통을 느끼며 살아왔다.

극심한 건선으로 몸이 건조하고 신체의 일부 조직은 갈라지고 트는 증세를 겪었다. 민감성피부염은 화장품을 제대로 사용할 수 없을 정도로 심했다. 좋다는 화장품을 사용해도 2주가 채 지나지 않아 얼굴이 뒤집히는 트러블이 생겼다. 새로 구입한 화장품을 몇 번 사용하지 않고 버리거나 친구에게 주는 경우가 비일비재했다. 나중에는 고가의 명품화장품을 사용하기도 했으나 민감성피부의 개선은 좀처럼 이루어지지 않았다.

그런 피부의 증세에다 민감성대장증후군으로 변비가 심해서 힘들었다. 변비가 심해지면 몸이 무겁고 피곤하여 아침에 일어나지 못할 정도로 피로감이 느껴졌다. 지난 2013년부터는 우울증까지 겹쳐서 고통이 심했다. 어릴 때는 타고난 건강체라고 부모님이 좋아하셨다는데, 성인이 되면서 하나둘씩 생겨난 증세였다.

20세 이전엔 피부가 밝고 깨끗하여 친구들이 부러워했었다. 그런데 어느 날부터 건선과 민감성피부염, 민감성대장증후군, 만성피로증후군이 한꺼번에 몰려들었다.

어떤 날은 건선으로 손가락이 갈라져서 일을 할 수 없을 정도가 되고 어떤 날은 피부가 뒤집어져서 외출을 할 수 없을 때도 있었다. 변비가 심할 때는 관장을 해야 할 정도까지 되었다. 또 외출을 해서 조금만 돌아다녀도 집에 오면 녹초가 되는 만성피로증후군도 만만치 않았다.

활동적인 성격 탓에 사람을 만나는 것을 좋아했는데도 그런 증세 탓에 불편한 점이 한두 가지가 아니었다. 그런데다 용하다는 병원이나 한의원을 찾아다녔지만 큰 차도가 없자 몸과 마음이 말이 아니었다. 효과가 좋다는 양약이나 보약을 몇 년씩이나 지어 먹어도 별 차도가 없었다.

나는 하는 수 없이 내 몸은 내가 고친다는 각오로 각종 건강 서적을 읽으며 체질을 개선하려고 노력했다. 그러나 이 방법 또한 별다른 진전이 없었다. 건선과 민감성피부염을 겪어보지 않는 사람은 고통을 이해할 수가 없다. 여성으로서 얼굴과 몸이 편할 날이 없으니, 그것을 어떻게 다 표현할 수가 없다.

그렇게 절망의 나날을 보내던 중《사주를 보면 건강이 보인다》는 책을 통해 백승헌 박사를 만났다. 나는 그 때 처음으로 체질과 아침단식을 접했다. 체질진단의 결과는 소양인과 소음인 부체질에 태음인 주체질이었다. 폐와 대장의 기능이 약하고 자율신경이 실조되어 대사기능에 문제가 있다는 것이었다. 그는 이렇게 말했다.

"건선은 민감성대장증후군으로 체내의 수분이 저수되지 않은 것이 원인입니다. 그리고 민감성피부염은 피부의 표피층과 진피층이 얇아서 생긴 증세입니다. 타고난 피부가 좋은 사람 중에서 피부층이 얇은 경우가 있습니다. 이런 피부는 유해한 화학성분이 없는 화장품을 선별해서 사용해야 합니다."

나는 그의 말에 공감을 했다. 온 몸에 수분이 없어서 건조한 것을 느끼고 내 피부가 얇은 것을 알고 있었기 때문이다. 그의 진단은 정확했다. 나는 치료를 해달라고 부탁했다. 이 증세에서 벗어날 수만 있다면 누구든 은인으로 모시고 싶은 심정이었다.

그는 기본적인 치료를 하며 아침단식과 해독요법을 하라고 했다. 또 일상생활에서의 화학적 성분의 사용을 하지 말라는 아침단식의 수칙을 알려 주었다. 특별한 것은 온몸이 수분 부족으로 건조한데도 생수만을 하루 1L를 마시며 수분을 조절하라고 했다. 커피와 음료수를 좋아해서 금붕어라는 별명을 가진 내겐 그 말이 참 이해가 안 되었다.

모두가 물을 많이 마셔야 변비가 해소되고 해독이 된다고 하는데, 물을 많이 마시지 말라고 하니 말이다. 하지만 일단은 진단이 정확했으므로 그의 말을 믿고 따르기로 했다. 하지만 그가 권유한 자연식이나 아침단식은 낯설고 달갑지 않았다. 말로만 듣던 자연식은 막연하게 느껴졌고 단식이라는 말은 생각 만해도 현기증이 날 것 같았다.

그러나 나는 물에 빠진 사람이 지푸라기라도 잡는 심정으로 그대로 하겠다고 약속했다. 이 고통에서 벗어나려면 무엇을 못하겠는가 하는 결심을 했다.

　나는 집으로 돌아오자마자 화학적 성분의 화장품을 비롯한 생활용품을 모두 버리고 자연식을 시작했다.

　상상했던 것보다 아침단식은 그다지 힘들지 않았다. 평소 식사량이 작았던 관계로 사과·당근주스나 생강홍차를 마셔도 허기가 느껴지지 않았다. 별로 힘들지 않게 4주가 지나자 주변 사람들이 젊어지고 예뻐졌다는 말을 하기 시작했다.

　건선이 서서히 사라지며 전신이 윤기가 감돌며 거칠거칠했던 피부가 부드러워졌다. 또한 얼굴이 주기적으로 뒤집어져 트러블을 겪었던 증세가 사라졌다. 민감성대장증후군도 배에 가스가 빠지면서 변비증세가 사라졌다. 그러자 피로감도 더불어 사라졌다. 나는 아침단식의 효과에 감탄했다.

　화장품을 새로 바꾸지 않아도 트러블이 일어나지 않는다는 것이 너무 신기했다. 해로운 화학성분이 없는 천연성분의 화장품을 사용한 것도 큰 도움이 되었다. 한국 식약청에서 정식으로 인증 받은 기미와 주름개선의 기능성 화장품으로 파라벤 등 해로운 화학성분이 없는 몽니스 화장품의 효과는 특별했다.

　처음에는 얼굴에 찍어 바르거나 문지르는 형식이 아니라, 뿌리는 화장품이라 큰 기대를 하지 않았다. 한데 사용을 할수록 피부가 맑아지고 좋아지는 것을 느낄 수 있었다. 아기를 출산하며 얻은 자칭 '영광의 상처(기미, 잡티)'가 사라지기 시작했다. 잔주름도 제거가 되며 얼굴이 리프팅이 되어 젊어진 것을 확실히 느꼈다.

나는 아침단식과 해독요법을 하며 건강해짐은 물론이고 젊고 아름다워지는 특별한 경험을 했다. 부분적으로 한의학적 치료를 받고 약을 복용하긴 했지만 아침단식의 효과는 정말 좋았다.

지금은 아침단식을 하며 하루 1.5식이면 충분하다고 생각한다. 그래서 나는 남편과 아이들에게도 아침단식을 강조하며 해독요법을 시킨다. 아침단식을 알기 전에는 아침을 반드시 먹여서 학교를 보냈지만 지금은 "아침 먹지마!"라고 말하는 엄마가 되었다.

아침의 해독시간을 소중히 여기고 반드시 많이 먹이는 것이 능사가 아니라는 것을 경험적으로 깨달은 것이다. 먹어야만 즐겁고 몸에 유익한 것이 아니고 먹지 않고 몸을 정화시킬 때도 즐겁고 몸에 유익할 수 있다는 건강법을 배운 것이다.

아침단식은 내 인생에서 대단히 귀중한 선물로 여겨진다. 지금은 온 가족이 아침단식을 하고 있다. 나는 아침단식을 평생 지속할 것이기 때문에 건선이나 민감성피부염, 민감성대장증후군은 더 이상 나타나지 않을 것이다.

나는 요즘 아침단식의 전도사가 되어 사람들에게 알리고 있다. 시간은 늘리고 생활비는 줄일 수 있으면서도 보약을 먹는 효과가 있는 아침단식이야말로 최고의 건강법이라고 확신한다.

끝으로 이 지면을 빌어 아침단식과 해독요법, 자연식의 이로움과 화학적 성분의 폐해를 알려준 백승헌 박사님께 진심으로 감사의 뜻을 전한다.

4. 불면증과 어깨통증, 우울증을 극복하고 기미와 잡티를 없애다

자넷 윌리암스(영국부인, 56세) 전업주부
/ 카카오톡 아이디(PE5334710)

나는 심각한 불면증과 어깨통증, 우울증으로 고통을 받아왔다.

감정변화가 극심하여 길을 가다가도 갑자기 눈물을 흘렸고 밤이면 잠을 이루지 못해 뒤척였다. 병원에서 수차례 진단을 받았지만 온갖 병명만 말해줄 뿐, 치료는 되지 않았다.

몸무게도 자꾸만 늘어나고 뱃살은 자꾸 부풀어 오르는 느낌이 들었다. 견딜 수 없는 여러 가지 고통이 찾아왔다. 그래서 동양의학적으로 해결방법을 찾으려고 백방으로 알아보고 치료를 받았지만 마찬가지였다. 진퇴양난이었다.

어깨통증은 우측등뼈가 튀어나와 좌우가 불균형이었다. 병원에서는 근육의 일부를 잘라내는 수술을 하자고 했다. 나는 수술을 원하지 않았다. 수술자체가 조금 위험하기도 하거니와 혹시 잘못되면 어떻게 하나하는 두려움이 있었다.

그러던 차에 하루는 슈퍼마켓에 들렀다가 갑작스런 우울증으로 눈물을 흘리며 근처 벤치에 앉아 있었다. 그때 우연하게 동양의학의 간판을 보았다. 나는 남편과 함께 그곳으로 갔다. 그렇지 않아도 동양의학을 찾던 차에 잘 되었다고 생각했기 때문이다.

동양의학을 연구하는 백승헌 박사는 내가 처음 들어보는 28체질의학으로 진단을 했다. 나의 체질은 소음인 부체질에 태음인 주체질이었다. 속이 차서 장이 약하고 기관지와 폐가 좋지 않으며 체증이 있다는 것을 정확히 진단을 해서 신뢰감이 갔다.

불면증의 원인은 등뼈의 불균형으로 어깨통증이 생겨서 뇌의 혈액순환이 약화되어 생긴 증세라고 했다. 우울증 역시 뇌열이 심해서 뇌의 편도에서 우울질호르몬이 분비되는 것이 원인이라고 했다. 서양인으로서는 이해하기 어려운 동양의학적 개념으로 설명을 할 줄 알았는데 의외였다. 그의 설명은 현대 의학적 해부학과 생리학에 근거한 것이었다. 그리고 그는 배와 등을 진단하며 방광이 약하고 자궁의 기능이 약하다고 덧붙였다. 나는 그 말에 깜짝 놀랐다. 사실 나는 방광염에 자주 걸리고 자궁근종이 있어서 수술을 미루고 있었기 때문이다. 나는 어떻게 하면 되느냐고 물었다.

그는 침과 한약으로 치료하며 아침단식과 해독요법을 병행해야 한다고 말했다. 침과 한약의 치료는 예상했지만 아침단식과 해독요법은 생소했다. 생전 처음 듣는 자연요법이기도 하거니와 나는 단식을 생각한 적이 한 번도 없었기 때문이다. 또 단식으로 몸이 좋아질 거라는 것을 이해하기가 힘들었다. 그는 친절하게 아침단식과 해독요법을 설명해주었다.

그는 해독요법을 하는 동안에는 일상생활에서의 화학적 성분을 금지하라는 말도 덧붙였다. 그는 파라벤 등 해로운 화학성분이 없는 화장품으로 한국산 몽니스 화장품을 추천했다. 나는 명품화장품을 선호했지만 일단은 그의 말을 따르기로 했다. 그의 자연요법은 처음엔 이해가 안 되었지만 듣고 보니 공감이 되었기 때문이다. 나는 그의 진단과 처방을 따르기로 했다.

막상 아침단식을 시작하자 생각보다는 편했다. 침과 약 치료를 받으며 일주일쯤 지나자 속이 더부룩한 증세가 사라지며 편한 느낌이 들었다. 아침단식의 적응기에는 유동식을 해도 무관하다고 해서 블루베리주스를 마셨기 때문인지 컨디션이 좋아지는 것 같았다. 2주부터는 블루베리주스도 끊고 생수 한 잔만 마셨는데도 별 무리가 없었다. 4주가 되자 나의 기울어진 어깨가 바로 잡히면서 통증이 사라졌다 또 몸무게는 무려 5kg이 빠졌다. 불면증과 우울증도 사라졌다.

그리고 무엇보다 놀라운 것은 얼굴과 피부의 변화였다. 영국의 백인에게 생기기 쉬운 기미와 검은 반점의 잡티가 사라지고 있었다. 거울을 보거나 사진을 찍어보아도 뚜렷한 변화가 얼굴과 몸에 나타났다. 한번은 택시기사가 나의 나이를 36세냐고 물었다. 무려 20살을 어리게 보았다는 점이 신기했다. 하지만 내가 보아도 젊어진 얼굴과 몸매였고 만나는 사람마다 비결을 물었다.

나는 아침단식과 안티에이징을 위해 사용하는 천연성분의 몽니스 화장품 효과라고 답변을 했다. 물론 백승헌 박사의 놀라운 의술이라는 말도 잊지 않고 했다. 지금 돌이켜보면, 28체질의학은 놀랄만한 의학이고 아침단식은 정말이지 세계적인 자연요법으로 추천할만한 것이라 생각한다.

누가 이렇게 편리하고 효과적인 자연요법을 개발할 수 있었겠는가. 세계적인 기업 삼성, 현대, 엘지의 나라 한국, 창의적이며 높은 수준의 교육을 받은 한국인이기 때문에 가능한 것이라고 믿는다. 나는 아침단식과 해독요법을 영국의 친구들에게 소개한다.

최근에 백승헌 박사가 아침단식의 책을 저술한다고 해서 나는 기꺼이 체험 사례를 쓰겠다고 했다. 개인적으로 그 책이 출간되면 영문으로 번역되어 영국에서도 출간되기를 간절히 바란다.

⑫ 세계 5대 장수촌의 먹거리와 물 VS 아침단식의 단순식과 생수

국제자연의학회의 '세계 장수촌'의 기준은 10만 명 중 7명 이상의 백세 노인이 있는 마을이다.

한때 세계 3대 장수촌이었으나 국제자연의학회의 기준으로 이제5대 장수촌으로 늘어났다. 물질문명이 발달된 시대가 됨으로써 앞으로 장수촌은 더욱 늘어날 전망이다. 이러한 세계적인 추세에 맞춰 한국의 장수촌도 늘어나고 있다. 제주도와 전북 순창, 전남 담양·함평·영광·곡성·보성·구례, 경북 예천·상주, 경남 거창 등 전국 13곳으로 세계 장수촌으로 꼽히기를 기대한다. 건강 백세의 시대, 세계 5대 장수촌의 먹거리와 장수 비결을 살펴보면, 아침단식과 소식을 왜 해야 하는지 이해가 될 것이다.

❶ 러시아의 카프카스 지방

주민 10만 명당 100세 장수자가 60명으로 세계 제1위 장수촌으로 유명하다.

대표적인 먹거리

주식은 소젖(우유)을 넣고 쑨 옥수수 죽, 껍질을 벗기지 않은 보리나 호밀로 만든 검은 빵, 호밀 지짐, 껍질째 가공한 감자 등이다. 양고기를 기본으로 쇠고기, 닭고기를 먹지만 돼지고기는 먹지 않는다. 그들은 자연적인 아침단식을 하는데, 점심은 하루의 일과를 끝낸 시간인 오후 2시~4시까지이다. 저녁은 6시에서 7시 30분 무렵까지 섭취하는 식생활 문화이다.

마시는 물

우물물로서 카프카스 산꼭대기에 오랫동안 쌓여있던 눈이 녹아 땅에 잦아든 것으로 미량원소가 많이 들어 있는 약 알칼리성 자연수다.

❷ 파기스탄의 훈자 지방

주민 10만 명당 100세 장수자는 27.7명이다.

대표적인 먹거리

주식은 밀, 보리, 수수, 완두콩 등이다. 좋아하는 음식은 버터, 밀가루 빵, 요구르트에 양의 젖과 설탕을 넣어 만든 랏시 등이다. 채소는 생으로 많이 먹는다. 특히 살구는 씨, 말린 살구, 살구 씨 기름을 즐겨 먹는다.

마시는 물

물은 빙하에서 녹아내리는데 약간 회백색에 철, 망간 등 미량원소가 많이 들어 있는 약알칼리성이다.

❸ 에콰도르의 빌카밤바

주민 10만 명당 100세 장수자는 30명이다.

대표적인 먹거리

주식은 옥수수, 감자, 배추, 당근, 파파야, 망고, 보리, 밀, 콩 등이다. 야채, 과일과 요구르트를 즐겨 먹으며 육류는 적게 먹는다. 유카라는 감자류를 주식으로 먹고 부식으로 채소류를 많이 섭취한다.

마시는 물

빌카밤바 강은 약간 큰 개울 정도에 불과하지만 수량이 풍부해서 주민들은 이물을 식수와 생활용수로 사용한다. 영국의 갈리 고즈돈 박사는 이 물속에 체내의 지방을 분해해주는 마그네슘을 비롯하여 혈액순환에 좋은 칼륨, 철분, 금, 은 등 광물질을 비롯한 각종 미네랄이 풍부하게 함유되어 있다고 밝혔다.

❹ 중국의 신장 웨이우얼 자치구

인구 10만 명당 장수자는 71.6명이다. 인간의 장수와 관련된 비법이 많은 중국에서도 으뜸가는 장수촌이다. 100세를 넘는 노인의 수가 중국 전체 백세인의 25%에 달한다.

대표적인 먹거리

주식은 옥수수 가루로 얇게 구운 빵, 살구 복숭아, 사과, 포도,

수박 등 과일을 즐겨먹는다. 육류보다는 채식을 즐긴다. 식자재와 요리법은 비교적 단순하나 영양가는 높다. 같은 지역에 살고 있는 카자흐족은 유목민족으로 양고기와 우유를 주식으로 하고 과일과 채소를 적게 먹으며 우유에 소금을 타서 먹는데 단명하는 편이다.

마시는 물

오아시스 지역과 텐산 산맥 계곡의 물은 당도가 높은 신선한 과일을 대량으로 생산하고 미네랄이 풍부하게 함유되어 있다.

❺ 중국의 광서성 바마현

도쿄와 장춘에서 각각 열렸던 국제자연의학회 제13차 및 제14차 과학토론회에서는 광서성 바마지구를 세계 제5대 장수촌으로 결정하였다. 세계 장수촌 조사단이 현지 조사를 한 결과 주민 10만 명당 100세 장수자가 30.8명이다.

대표적인 먹거리

주식은 옥수수 또는 흰쌀죽이다. 그 밖에 콩류, 기름 작물인 대마 씨를 먹으며 고기류는 비교적 적게 먹고 대신 콩과 두부를 많이 먹는다. 한 가지 특징은 이곳 장수노인들은 밥을 죽처럼 질게 먹으며 채소 요리는 삶거나 찔 뿐 볶지 않는 다고 한다. 그래서 이 고장을 〈죽을 먹는 장수촌〉이라 부르고 있다.

이곳 장수 노인들 가운데서 자연적 아침단식으로 하루 두 끼를 먹는 사람은 60%, 세 끼를 먹는 사람은 40%다.

마시는 물

그들은 24시간 땅속에서 물이 샘솟는 바이모둥(白魔洞) 동굴 안의 커쯔찬(可滋泉)의 물을 마신다. 이 물은 셀렌, 망간, 스트론튬, 아연, 메타규산 등 광물질과 칼슘, 철 등 다량의 미네랄 성분 20여 종이 물에 녹아든다. 오랫동안 이 물을 마실 경우 인체의 체질을 현저하게 증강시키고 노화작용을 늦춘다고 알려져 있다. 이 물은 약알칼리성(pH 7.2~8.5)으로 측정됐다.

세계 5대 장수촌의 먹거리는 서구식 영양학으로 보면 단순하고 열량이 낮다. 더군다나 세계 1위 장수촌은 자연적 아침단식을 하고 소식을 한다. 그들의 장수 비결을 간단하게 요약하면 아침단식 혹은 소식, 좋은 물이다. 그 밖에도 장수요인은 있겠지만, 그들의 먹거리(자연식)와 마시는 물(생수)을 보면 아침단식의 단순식(자연식)과 생수가 효과적이라는 것을 확실히 느낄 수 있을 것이다.

⒀ 얼굴의 해독과 영양을 위한 분자생물학 화장품의 선택

현대인의 일상에서 얼굴은 각종 화학제품의 실험장을 방불하게 한다.

외부의 환경오염과 유해한 화학성분의 제품들이 얼굴을 공격한다. 아침에 일어나면 그 공격이 시작된다. 치약으로 양치질을 하고 샴푸로 머리를 감으며 화장품을 바른다. 그 후에 바깥으로 나가면 비, 바람과 유해한 화학성분이 함유된 각종 공해와 환경오염물질이 얼굴을 공격한다. 모든 화학성분은 고스란히 얼굴과 피부, 눈, 코, 입, 귀의 기관에 영향을 미친다. 인체의 특성상 유독 얼굴은 무방비의 상태다. 얼굴은 인체의 최전방으로 노출되어 있고 24시간 잠시도 완전한 휴식을 하지 않는다. 반면에 얼굴을 제외한 다른 부위는 제각기 방어를 한다. 목은 목도리, 손은 장갑, 발은 양말을 신으며 몸은 속옷과 겉옷으로 방어망이 구축되어 있다. 이쯤되면 얼굴의 해독과 영양주입이 왜 필요한지 설명이 되지 않을까?

"화장품을 왜 사용해야 하죠?"

얼굴의 해독과 영양주입이 필요하다고 말하면 남자 분들은 대개 이렇게 반문한다. 그들은 얼굴이 인체의 최전방이며 계기판인 것을 모른다. 그도록 많은 유해한 화학성분에 노출되어 있고 인체의 계기판이라면 특별히 관리하는 것은 당연하지 않은가? 더욱이 지금 시대는 오존층이 상당 부분 뚫혀 있기 때문에 자외선이 얼굴을 직접 공격하기도 한다. 시커먼 피부, 기미, 잡티를 만들고 심지어 피부암도 유발시킨다. 그런데도 얼굴을 보호할 생각을 하고 있지 않다는 것은 얼굴 건강에 무지한 탓이다.

한번이라도 자신이나 가족이 심각한 얼굴 피부의 트러블을 겪어본 사람들은 안다. 얼마나 얼굴과 피부의 상태가 소중한지를. 심한 아토피를 겪는 자녀를 둔 부모의 가슴은 찢어진다. 그들은 외출을 하지 않으려하고 심각한 우울증에 걸리기도 한다. 얼굴이 열꽃으로 붉어져 있거나 마치 달 표면처럼 울퉁불퉁해 있는 상태는 어떻겠는가. 얼굴은 그 모든 위험성에 노출되어 있다. 인체 내부의 독소나 세균, 혹은 바이러스 혹은 외부의 유해한 화학성분으로 인해 그런 현상이 나타난다.

그러한 면에서 보면 아침단식과 얼굴의 관계는 필수적이다. 아침단식의 해독과 장수유전자, 성장호르몬, IGT-1 호르몬 수치의 저하, 자연치유력 등 모두 중요하다. 그런데 그것만으로 얼굴의 재생과 아름다움은 충족이 될 수 없다. 매일 아침마다 유해한 화학성분이 얼굴에 닿으며 외부의 환경오염, 공해 등 독소가 공격히기 때문이다. 그렇기 때문에 아침단식에서는 특별하게 얼굴관리가 필요하다는 점을 강조한다. 얼굴의 피부가 검고 주름이 많으며 잡티가 많은 사람이 몸이 젊다고 자랑한다면, 그것이 말이 될까?

세계적인 장수촌 노인을 비롯한 장수자들은 얼굴이 젊고 피부가 좋다는 공통점이 있다. 기록에 의하면 코카서스 지역의 세계 최장수 155세 노인의 외관은 80세 정도로 보이고 15세의 아들과 함께 산다고 되어 있다. 얼굴이 젊다면 건강과 장수가 나타난다는 증거이다. 얼굴은 인체의 계기판이기 때문에 모든 것이 나타난다.

따라서 나는 아침단식을 할 때는 반드시 유해한 화학성분을 피해야 하며 무해한 화장품을 사용할 것을 권장한다. 얼굴에 영향을 미치는 비누, 폼클렌져, 샴푸, 치약, 화장품, 선크림 등 모두 무해한 제품을 선택하는 것이 바람직하다. 특히 그 중에서 화장품의 선택은 매우 엄격해야 한다. 인체에 무해한 천연성분으로 얼굴의 피부에 충분한 수분과 영양을 주입할 수 있고 주름, 기미, 잡티 등을 개선할 수 있는 것이 좋다.

화학 기반의 화학 화장품과 분자생물학 기반의 천연성분의 화장품

현재 유통되고 있는 화장품의 99%는 화학 화장품이다. 이 제품들은 절대 피부를 근본적으로 재생시킬 수가 없다. 동안피부를 만들려면 피부 깊숙이 기저층까지 영양을 공급해줘야 하는데, 아무리 좋은 원료도 기저층에 0. 3%밖에 못 들어간다. 그래서 일반 화학 화장품은 피부를 근본적으로 치료해주지 못한다. 화장품 회사들이 원료에 대한 마케팅만하고 침투공급에 대해 예기하지 않는 이유가 그러하다.

간혹 값비싼 명품 화장품들은 리포좀(Liposome) 공법을 적용해서 최대 1%까지 흡수시킨다고 한다. 그러나 분자생물학을 전공한 사람들이 만든 몽니스(Mongnis) 화장품은 이와 다르다. 나노 리포좀 멀티스페어(Nano Liposome Multi Spare) 공법으로 Super A급 원료를 피부 기저층까지 4% 이상 도달하도록 만들어진 제품이다. 그런데 4% 이상 들어가더라도 체내의 수분 순환으로 2시간이 지나면 흡수된 영양분이 완벽하게 사라진다. 또 스프레이 타입으로 만들어 수시로 뿌리도록 만들었다. 엄청난 발상의 전환이 된 아이디어이다.

이렇게 자주 뿌리면 4% + 4% = 8%, 12%. 16% 흡수가 된다. 효과가 매우 빠르다. 주름과 기미가 개선되고 피부에 탄력이 생기며 리프팅 효과가 나타난다. 따라서 분자생물학 기반의 천연성분 화장품의 새로운 패러다임이다. 화장품으로 분장을 하는 것이 아니라 근본적 치유를 하는 코스메슈티컬(Cosmeceutical, 약용화장품 + Cosmetic, 화장품 + Pharmaceutical, 약학의) 제품으로 단순한 화장품기능을 벗어난 분자생물학 기반의 화장품이다. 미래 화장품 시장은 화학 화장품에서 분자생물학 화장품으로 변화할 것이다.

분자생물학 화장품의 효시는 미국의 라이너스 폴링 박사이다. 그는 노벨상을 두 번이나 받은 세계적인 과학자로 1994년에 타계했다. 그는 보톡스 주사와 화학 화장품의 폐해가 심각한 것에 주목했다. 때문에 인체에 100% 안전한 펩타이드로 피부를 개선하고 근본적인 치유가 되는 화장품 원료를 개발하는데 성공했다. 그것이 분자생물학 화장품이다. 그의 사후, 그의 제자들이 설립한 연구소 중의 하나가 미국 위스콘신주에 소재한 '위스콘신연구소(일명 몽니스 연구소)'이다. 여기서 개발한 분자생물학 화장품이 몽니스(Mongnis)이다. 앞서 언급한 고가의 명품화장품은 화학 화장품과 분자생물학 화장품의 중간 과정에 있다.

그러나 몽니스는 완벽한 분자생물학 화장품으로 화학성분이 일체 들어 있지 않다. 이는 미국 환경보호단체 EWG(Environmental Working Group)에서 운영하는 Skindeep 사이트에서 확인할 수 있다. 다른 방법으로 스마트폰에 '화장품을 해석하다'라는 의미의 '화해' 어플을 설치해서 확인해도 알 수 있다.

단지 미용을 위한 화장품의 시대는 끝나가고 있다. 얼굴을 보호하며 피부의 기저층까지 영양을 공급시켜야 재생의 효과가 나타난다. 과거에는 화장품이 여성의 전유물이었지만, 이젠 더 이상 그렇지 않다. 일상생활에서 유해한 화학성분이 그토록 얼굴을 공격한다면 남성 역시 보호를 해야 하기 때문이다.

또 다른 원리로는 얼굴의 외부 노출은 인체에서 영양을 공급하는데 한계가 있다. 수분이나 영양을 공급한다고 해도 외부의 환경인 빛이나 바람, 열, 공해 등이 너무 강해서 상당 부분 뺏어간다. 또 내부의 스트레스, 독소, 세균 등의 공격도 만만찮다. 그래서 나는 인체에 유해한 화학성분이 없고 한 번에 수분과 영양, 주름, 기미, 잡티 등의 개선이 되는 몽니스 화장품을 권유하고 있다.

지금껏 수많은 환자들과 나 자신에게 사용하여 실험과 검증을 거친 결과가 그러하다. 얼굴은 반드시 보호되어야 하고 영양을 주입하여 인체의 계기판으로 작용하도록 해야 한다. 아침단식의 효과는 얼굴을 통해 확인하고 얼굴의 젊음과 미용의 상태로 건강과 장수를 확인하면 되는 것이다.

'SBS 스뻬셜 - 끼니반란'에서 일본의 의사 나구모 요시노리 박사의 동안을 보면 그러한 사실을 확인할 수 있다. 그 외에도 그 프로에서 1일 1식을 실행하거나 실험에 참가한 분들의 얼굴을 살펴보라, 분명히 젊어지고 아름다워진 것을 알 수 있다. 만약 그들이 얼굴의 해독과 영양 주입을 조금만 더 하였다면 한층 아름다워졌을 것은 자명한 사실인 것이다.

제7장

아침단식의 완성,
소식 건강법

아침단식을 하면 몸과 마음이 정화되어 에너지흡수력이 자연히 높아진다. 그래서 평상시 먹는 식사량보다 적게 섭취해도 소화 흡수력이 증대되어 충분한 에너지의 공급이 가능해진다. 예부터 과식하는 사람이 젊고 장수하는 경우는 거의 없다. 오히려 소식하는 사람이 젊음을 유지하며 장수한다.

제7장 아침단식의 완성, 소식 건강법

단식은 정신 능력을 높여 준다.

– 피타고라스

1. 젊음과 장수의 공통적인 비결은?

인체의 에너지 흡수율을 높이는 최적의 건강법은?

아침단식을 하면 소식은 자연적으로 이루어진다.

지금까지 아침단식을 오랫동안 하는 분들 중에 과식을 하는 사람은 거의 보지 못했다. 그 이유는 아침단식으로 몸의 대청소가 이뤄지며 독소와 노폐물이 사라지면 식욕중추가 안정되기 때문이다. 예를 들면, 담배를 많이 피우면 피울수록 더 피우게 되고 담배를 피우지 않거나 끊으면 담배연기가 싫어지는 원리와 같다.

규칙적으로 아침식사를 하면 간의 해독이 불완전해짐으로써 식욕중추는 항진된다. 간식의 습관도 마찬가지이다. 아침식사 후에 커피를 마시고 오전 중에 간식을 먹으면 점심을 먹고 오후의 간식을 또 찾는다. 그러나 아침단식으로 몸이 정화되면 연속적 식욕은 줄어든다. 또한 에너지흡수율이 높아짐으로서 자연치유력이 강화된다. 그러한 효과는 위장과 소장, 그리고 간장의 기능이 좋지 않은 체질에게 빨리 나타난다.

"소화가 되지 않고 속이 더부룩합니다."

나는 소화불량이나 만성체증에 걸린 환자에게 내리는 첫 번째 처방으로 아침단식을 권유한다.

"아침단식을 하라고요? 그렇지 않아도 힘이 없어 죽겠는데, 허기 져서 어떻게 해요?"

내가 아침단식을 하라고 하면 대개는 이런 반응을 보인다. 하지만 소화기관이 좋지 않다는 것은 그만큼 체내의 독소와 노폐물이 많다는 몸의 신호이기 때문이다. 실제 소화불량이나 아침단식으로 고생하는 환자에게 아침단식을 시켜보면 효과가 대단히 빨리 나타난다. 특히 만성위염이나 관절염 등의 염증이 있는 경우엔 효과가 뚜렷하게 나타난다. 그 이유는 염증은 부위에 해를 주는 원인을 제거하라는 몸의 신호이기 때문이다. 그런데 아침단식을 하면 자연치유력이 높아지므로 염증은 가라앉고 조직은 복구가 된다. 그뿐만 아니다. 아침단식으로 자율신경이 안정됨으로써 인체의 에너지흡수율은 최적화된다.

인체의 에너지흡수율에 관한 두 가지 잘못된 상식

① 아무리 먹어도 살이 찌지 않고 힘이 없다.

식사량이 문제라고 생각하는 잘못된 상식은 과식의 습성을 만든다. 올바른 상식은 이러한 체질은 '소화흡수력'이 약하고 대사기능이 과도하게 항진되어 에너지소모율이 높다는 것이다. 그런데도 잘못된 상식을 믿고 오히려 음식물을 과잉 섭취해 소화·흡수 기관을 약화시키는 악순환을 되풀이하여 체내 노폐물과 독소를 늘인다. 이러한 경우에는 아침단식으로 대사기능을 안정시키고 에너지 흡수율을 높이면 살이 찌고 활기를 되찾을 수 있다.

② 음식물은 거의 먹지 않고 물만 먹어도 살이 찐다.

물만 먹어도 살이 찐다고 생각하는 것은 잘못된 상식은 무조건 '안 먹어!' 만을 강행하는 습성을 만든다. 올바른 상식은 이러한 체질은 '소화흡수력'이 좋거나 체내 노폐물과 독소, 체수분이 과도하며 기본 근육량이 부족하며 대사기능이 저하되어 에너지소모율이 낮다는 것이다. 그런데도 잘못된 상식을 믿고 각종 다이어트를 반복하는 악순환을 반복하여 온몸을 물탱크와 지방조직으로 만든다. 이러한 경우에는 대사기능을 안정시키고 체내의 독소와 노폐물을 배출하여 체수분 과다인 수독증을 치료하면 정상체중으로 돌아올 수 있다.

아침단식을 하면 몸과 마음을 정화되어 에너지흡수력은 자연히 높아진다. 그래서 평상시 먹는 식사량보다 적게 섭취해도 소화 흡수력이 증대되어 충분한 에너지의 공급이 가능해진다. 과식하는 사람이 젊고 장수하는 경우는 거의 없다. 오히려 소식하는 사람이 젊음을 유지하며 장수한다.

초인적인 정신력의 소유자인 간디나 발명왕 에디슨 등 많은 사람들은 소식을 했다. 그들이 영양 부족으로 허덕였는가. 아니다.

오히려 그 반대였다. 그들은 보통 사람들보다 더 강력한 스테미너로 왕성한 활동을 펼쳤다. 따라서 아침단식으로 자연스럽게 소식을 하는 것이 젊음과 장수의 기본이라는 것은 자명한 사실이다.

성 기능과 젊음, 장수의 관계

세계적인 장수촌 노인들은 왕성한 성생활을 즐기는 특성을 지니고 있다. 그 이유는 성생활은 젊음과 장수의 상징이며 동시에 두뇌와 장부의 조화가 바탕이 되어야 하기 때문이다. 세계 5대 장수촌 마을의 장수 노인의 삶을 살펴보면, 백세가 넘어서 자식을 얻거나 왕성한 성생활을 즐긴다는 특성이 있다. 왜 그럴까?

성 능력은 단순한 성호르몬의 분비 여부로 결정되지 않는다. 두뇌와 오장육부의 기능이 정상적일 때만 성호르몬의 분비가 왕성해진다. 최근에 밝혀진 과학적 보고에 따르면, 실제 성욕이나 성적 쾌감은 뇌에서 느끼는 것으로 생식기는 단지 성행위의 기관이다. 그래서 성생활을 가능하게 하는 성기의 조건과 상태는 두뇌와 오장육부와 긴밀히 연결되어 있다.

조직	구분	역할
뇌	중추신경계	성기의 흥분·쾌감·사정으로 포함한 전체 과정을 통제·조정
심장	순환기계	성기의 해면체에 혈류를 공급하여 성 기능 유지
신장	내분비계	성기에 호르몬을 공급, 습기 유지
간장	신경계	성기에 신경 물질을 공급, 발기 유기
폐장	경락계	성기에 기 에너지를 공급, 산고 공급으로 강도 유지
비장	혈관계	성기에 혈 에어지를 공급, 열기 유지

비만으로 고민하는 사람이나 과식을 즐기는 사람 중에서 자신의 성 기능에 만족하는 사람은 드물다.

그들 중에서 만약 비아그라나 시알리스를 즐겨 사용하거나 의존한다면, 심장병이나 심혈관계 질환의 가능성이 엄청 높다. 이미 그러한 의약품은 부작용이 심각하다는 의학적 보고가 있다. 모든 양약은 기본적으로 부작용이 있지만, 발기부전을 비롯한 성기능을 강화하는 약은 그 정도가 심하다.

성 기능은 약물이나 에너지 공급의 문제가 아니라 두뇌와 장부의 기능이 결정한다. 즉 몸에 좋은 것을 먹는다고 성 기능이 강화되지는 않는다는 뜻이다. 두뇌와 장부 기능의 조화가 바로 성 기능강화의 우선 조건이다. 그렇기 때문에 성기능은 젊음과 장수의 척도라고 할 수 있다.

성생활과 자율신경의 관계

교감신경 긴장과 흥분을 유발하고 혈액순환을 촉진하며 뇌와 몸의 근육을 긴장시킨다.

부교감신경 이완과 안정감을 주고 소화와 성호르몬 생성을 촉진하며 몸의 근육을 이완시킨다.

교감신경이 과도하게 항진되면 조루증, 성능력 저하, 부교감신경이 과도하게 항진되면 성욕저하, 의욕부진이 나타난다. 성생활은 자의식과 자의식이 가장 첨예한 대립을 하는 동시에 두뇌와 내장의 전체적 운동이다. 그래서 체질의 상태가 좋아야만 행복하고 건강한 성생활을 누리며 젊음과 장수를 누릴 수 있다.

　나는 성 기능 저하나 성 기능 상실이 된 환자들은 체질진단을 통해 두뇌와 오장육부의 기능을 회복시키는 처방을 하고 그 다음 반드시 아침단식을 권유한다. 생명력유전자(장수)를 회복시키고 성장호르몬(회춘, 젊음호르몬)을 분비시키고 생명력유전자(장수)를 회복시키는 최고의 방법은 공복상태라는 것은 이미 앞에서 설명한 바 있다. 젊음과 장수를 누리고 싶다면, 성 기능의 회복을 원한다면, 두뇌와 장부의 기능을 향상시키며 반드시 아침단식과 소식을 해야 하는 것은 말할 나위가 없는 것이다.

2. 아침단식으로 인한 소식의 과학적 효과

소식 습관이 주는 놀라운 선물

"얼마 동안이나 아침단식을 하고 소식을 해야 하나요?"

아침단식을 권유하면 대부분 이렇게 질문한다. 무엇이든 빨리빨리를 좋아하는 우리나라 사람들의 일반적인 특성이 그러하다. 또 대다수의 사람들은 아침단식과 소식을 어느 기간 동안만 하면 되는 것으로 이해한다. 하지만 그렇지 않다. 아침단식과 소식은 일단 시작하면 평생의 식습관으로 꾸준히 지속해야 한다.

이러한 나의 설명에 사람들은 시큰둥한 반응을 보인다.

"먹는 것이 얼마나 큰 낙인데 그 즐거움마저 포기해야 하나요?"

이렇게 말하는 분들이 많다. 그러나 아침단식을 한다고 해서 먹는 즐거움이 줄어드는 것은 아니다. 오히려 아침단식으로 인해 미각이 섬세하게 살아나 더 큰 즐거움을 느낄 수도 있다. 일단 소화관이 적응기에 접어들면 아침식사를 하려고 해도 거북해진다. 또한 자연스럽게 소식을 하게 되어 얼굴이 아름답게 되고 몸은 날씬하게 변모한다. 여기서 무엇보다 중요한 것은 아침단식으로 인한 소식이 인체에 미치는 효과가 탁월하다는 것이다. 최고의 장수건강법으로 평가받고 있는 소식의 효과는 다음과 같다.

아침단식으로 인한 소식의 탁월한 효과

① 내장의 기능이 개선되고 몸이 날씬해지며 가벼워진다. 보통

식은 자칫 과식이 되기 쉽다. 그런데 소식은 소화 작용과 관련된 체내의 에너지 소모를 줄여주므로 자연히 내장의 기능이 개선된다. 체중이 줄어들며 허리가 날씬해지고 몸이 한층 가벼워진다.

② 숙변이 해소되고 장 기능이 개선되며 피부 톤이 밝아진다. 소식을 하면 노폐물과 독소 배출이 왕성해지므로 숙변이 해소되며 대변이 좋아진다. 장기능이 좋아지면 어둡고 칙칙한 피부 톤이 변화되며 밝아진다. 반면에 과식을 하게 되면 장 기능이 약화되어 만병의 원인이 된다.

③ 젊어지며 얼굴이 아름다워지고 활동력이 왕성해진다. 활성산소를 줄여 노화를 방지하며 공복상태를 통해 성장호르몬(젊음호르몬)이 분비됨으로써 젊어진다. 또 얼굴의 군살이 빠져 아름다워지며 인체생명력 유전자가 회복되어 활동력이 왕성해진다.

④ 체내 에너지 순환이 원활해져 두뇌 기능이 향상된다. 체내에서 에너지 순환이 잘 이루어지면 두뇌 기능은 자연히 좋아진다. 과학적으로도 뇌의 기능이 장의 기능과 밀접하게 연관되어 있음이 밝혀진 바 있다. 숙변이 장관 내에 다량 정체되어 있으면 숙변으로 인한 독소가 뇌에 직접적인 영향을 미쳐 두뇌 회전을 느리게 하는 것이다.

⑤ 수면 시간이 단축되고 피로감이 줄어든다. 내장 기관의 휴식이 늘어남으로써 피로감이 줄어들고 수면 시간도 많이 단축될 수 있다. 과식하면 내장의 업무량이 많아지므로 그만큼 더 수면을 취해야 한다. 수면은 대체로 내장과 두뇌의 휴식을 위해 필요한데,

내장의 피로가 줄어들면 실제 수면 시간도 줄어든다.

⑥ 체내 면역성이 높아져 자연치유력이 강화된다. 소식이 단순하게 건강만 좋아진다면 장수건강법이 될 수 없었을 것이다. 실제로 소식은 각종 난치병이나 성인병, 불치병의 예방과 치료에 탁월한 효과를 보이고 있다. 체내 면역성이 높아져 자연치유력이 강화되면 질병의 예방과 치유 효과가 동시에 생기는 것이다.

과식이 몸에 좋지 않은 이유

장수하는 사람들의 비결 중에 빠지지 않는 것이 바로 소식이다. 세계적으로 장수하는 사람치고 소식하지 않는다는 사람을 보지 못했을 것이다. 프랑스의 120살 된 할머니는 기네스북에도 오른 장수 노인인데, 그의 장수 비결은 소식과 어린아이처럼 잠을 자는 것이라고 한다.

이 할머니의 식단을 보면 아침은 차 한 잔과 딱딱한 보리빵 한 조각, 점심은 100kcal에 불과한 평범한 식사, 저녁은 아예 먹지 않는다. 일본의 스모선수는 180kg에서 230kg까지 살을 찌우는데 이들의 평균 수명은 고작 40세 안팎이라고 한다.

아인슈타인, 뉴턴, 다윈, 톨스토이, 피타고라스, 에디슨 등은 유명한 채식주의자들인데 특히 에디슨은 자신을 천재라고 칭하는 사람들에게 "나는 천재가 아니라 단지 사람들이 잠자는 시간에 자지 않고 노력한 것일 뿐"이라는 의미심장한 말을 남겼다. 어떻게 잠을 자지 않을 수가 있느냐는 질문에 그의 대답은 의외로 "먹지 않는 것"이었다고 한다.

좋은 식품을 소식하면 완전히 소화되어 에너지를 충분히 공급해 줄 수 있고, 과식하면 음식물의 부패 때문에 독소가 생겨 피로하게 된다. 사람은 비타민·미네랄·효소 등만 충분히 먹으면 소식을 하더라도 건강할 수 있다. 학은 천년을 산다는 대표적인 장수 동물이다. 학은 평소에 위의 5분의 1만 채우면 먹기를 그만둔다. 돼지도 위의 80% 정도를 채우면 더 이상 먹지 않는다. 학처럼 오래 살고 싶다면 위의 5분의 1만 채우면 된다.

한방에는 '밤이 되면 피는 간으로 들어와 쉬고, 낮이 되면 움직인다' 는 말이 있다. 오장육부는 날이 새면 일을 시작하고 밤이면 쉬는데 이것이 장기의 특징이다. 특히 비위, 간, 콩팥은 밤이 되면 쉬게 되어 있다. 저녁에 잔뜩 먹고 마시면 밤새도록 오장육부가 일을 해야 하니 자연 피로하게 된다. 습관적으로 저녁에 과식을 하는 사람은 아예 속을 비워놓거나 5분의 1만 채우는 생활을 해야 한다. 오장육부가 피곤하면 피가 나빠지고 이는 곧 질병을 부른다.

– 김수경, 《우리가 꼭 알아야 할 생식이야기 99가지》 중에서

아침단식과 소식은 이제 더 이상 현대인의 선택 사항이 아니다. 온갖 성인병과 난치병에 노출되어 있는 현대인에게 절대적으로 필요하다. 인간은 먹고 싶다는 본능적인 욕구에 대해선 무한히 관대한 편이다. 조금 적게 먹어야겠다며 식욕을 통제하는 사람은 드물다. 하지만 건강한 삶을 위해 식욕을 통제해보라. 틀림없이 놀라운 변화를 체험하게 될 것이다.

3. 얼굴의 바이오리듬과 천연성분으로 인체에 무해한 화장품의 선택

얼굴의 바이오리듬과 건강, 운세

"신수가 훤해졌다."

옛날부터 사람들은 오랜만에 만난 지인이 얼굴이 환해지고 피부가 좋으면 그렇게 표현했다. 이 말은 운세가 좋아졌다는 의미가 내포되어 있다. 실제 어른들은 얼굴의 피부를 보고 건강과 현재 상태를 판단했고 운세를 가늠하기도 했다. 어찌 보면 단순한 관점 같지만, 사실은 매우 과학적이다. 실제 신수가 훤해져 있으면 그 사람은 건강하고 '잘 나가는 사람', '운세가 좋은 사람' 이다.

이러한 경험적 관점은 과학적으로 얼굴과 성격, 건강을 분석하는 프로그램으로 활용되고 있다. 또 한의학적으로는 얼굴과 성격, 건강이 일치한다는 이론과 일치한다. 이와 같은 현상은 동·서양에서 이미 수천 년 전부터 관상을 연구하고 관상가가 생겨났던 것과 무관하지 않다. 얼굴과 피부와 성격, 건강, 운세가 나타난다는 것이 과학적으로 증명이 되는 것이다. 그렇기 때문에 한국을 비롯한 선진국의 성형과 다이어트 열풍은 그칠 줄 모르고 계속된다. 단순히 아름다워지기 위한 투자가 아니라, 건강과 운세까지를 좋게 하기 때문이 아닐까?

다수의 유명인사들, 연예인들은 지방을 태우고 근육을 늘리며 젊고 아름다워지기 위해 성장호르몬을 투여 받는다고 한다. 심지어 자가혈요법이라고 해서 자신의 피를 빼서 정화한 후에 다시 주입하는 방법도 사용한다. 그 밖에도 한방으로 하는 매선요법이나 동안침요법 등도 모두 얼굴을 젊고 아름답게 하는 시술이다. 이러한 방법은 엄청난 고가의 비용이 들고 부작용이 있을 수 있다. 그러나 아침단식은 어떠한가?

비용이나 부작용 없이 공복상태를 유지시켜 체내의 성장호르몬 분비를 늘여준다. 그 결과 젊어지며 얼굴은 아름다워지고 몸매는 날씬해진다. 그렇기 때문에 아침단식으로 몸과 마음이 정화되면 신수가 훤해질 수밖에 없다. 얼굴은 인체의 계기판이며 바이오리듬(생체리듬)이 나타나기 때문에 건강과 운세가 나타난다.

왜 성공적인 삶을 사는 사람은 얼굴이 밝게 빛나며 멋이 있을까? 반면에 왜 실패와 좌절을 겪는 사람은 얼굴이 어둡고 침침한 이미지가 있을까? 그런 표정과 이미지, 얼굴의 상태는 속일 수 없이 나타난다. 아무리 겉으로 좋은 표정을 짓고 노력을 해도 안 된다. 그러한 점에서 미루어보면, 아침단식은 건강과 젊음, 아름다움, 날씬함 외에도 운세라는 알파 플러스가 더 있다.

아침단식의 공복상태와 성장호르몬이 얼굴에 미치는 영향

공복상태의 유지는 성장호르몬 수치를 무려 6배나 증가시킨다는 연구 결과가 있다. 또 성장호르몬에 관해 중요한 사실은 비만체형은 성장호르몬 수치가 더 낮으며 복부 지방이 많으면 더욱 낮아진다. 비만은 성장호르몬 수치를 낮추고 과식은 성장호르몬 수치를 빠르게 억제한다.

반면에 아침단식의 공복상태는 성장호르몬 분비를 높여 얼굴을 젊고 아름답게 한다는 사실이다. 이미 설명한 바 있지만, 성장호르 몬은 지방연소를 촉진하고 근육량을 보존하여 몸을 날씬하게 한 다. 그러면 날씬해진 다이어트의 효과는 얼굴에 반영된다. 얼굴은 온 몸의 계기판으로 바이오리듬이 나타나기 때문이다. 따라서 아 침단식으로 공복상태를 만들며 성장호르몬을 분비하여 얼굴을 아 름답게, 몸을 날씬하게 하는 것은 건강과 운세에 강한 영향을 미치 는 것이다.

천연성분으로 인체에 무해한 화장품의 선택

"신수가 좋아졌다는 말을 많이 들어요. 그래서 그런지 요즘 사업 이 잘 되고 즐겁습니다."

피부가 어둡고 거칠며 우울증으로 고통 받던 J씨가 한 말이다.

그녀는 아이들 뒷바라지와 사업도 분주하게 병행했다. 또한 바 쁜 와중에도 골프를 좋아해서 얼굴이 검게 탔고 기미와 잡티가 많 았다. 골프 라운딩을 자주 하는데도 피부트러블이 있어 가끔 선크 림을 바르지 않아서 상태는 더욱 좋지 않았다. 그러다 보니, 전체 적으로 우중충한 분위기에 사업도 원만하지 않아서 우울해지는 상 태가 되었던 것 같았다. 한데 일반 화장품을 사용하면 피부가 예민 해서 트러블이 생기기 때문에 자주 화장품을 바꿨고 맨얼굴로 있 는 경우가 많았다.

나는 그녀에게 아침단식을 권유하며 천연성분으로 인체에 무해 한 화장품을 선택하라고 말했다.

실제 28체질의학으로 보면 얼굴과 건강의 관계는 가히 절대적이다. 단지 미용적 측면이 아니라, 의학적으로도 얼굴은 절대적으로 중요하기 때문이다. 만약 의학적인 가치가 없다면 그 많은 성형외과나 피부과, 성형전문 한의원 등이 발달하였겠는가.

모든 가치는 현실적 활용성을 토대로 형성된다. 수천 년 전부터 발달되어 온 관상학을 비롯한 얼굴을 돋보이게 하는 장신구, 화장품, 미용술 등이 단순히 미용만을 목적으로 한 것은 아니다. 얼굴이 인체의 계기판이라는 명제를 통해서 보면, 의학적 가치가 분명히 내재되어 있다.

J씨는 아침단식을 하며 유해한 화학성분이 없는 천연성분의 몽니스 화장품을 사용하면서 얼굴에 혁명적인 변화가 일어났다. 인체에 유해한 화학성분이 있는 화장품으로 인한 트러블이나 화장독 등이 빠지면서 피부가 밝아지고 얼굴 근육의 지방질이 빠지면서 윤곽이 뚜렷해졌다. 나는 그녀에게 얼굴이 좋아지면 자연히 건강해지고 운세도 밝아지는 원리를 설명해주었다.

"얼굴은 인체의 계기판이므로 건강과 운세가 나타납니다. 관상이나 한의학의 진단법이 얼굴을 보는 이유는 바로 그러한 연유 때문입니다. 그래서 얼굴이 좋아지면 운세(바이오리듬)는 자연히 좋아지는 것입니다."

나는 비타민 C의 효과를 명확하게 체험하였기 때문에 비타민 C 대량요법을 전파해왔다. 그와 같은 이유로 천연성분으로 인체에 유해한 성분이 없는 몽니스 화장품을 얼굴의 각종 트러블에 대한 치료용으로도 사용하고 있다. 내가 몽니스를 선택하게 된 동기는 심각한 허리통증으로 내원한 한 환자 K씨의 선물을 받으면서부터이다.

"골프를 칠 때 어느 순간 허리에 매우 심각한 통증이 느껴지면 그 다음부터는 운동을 멈춰야 했어요."

그는 만성화된 자신의 허리를 가리키며 말했다. 나는 그의 체질 진단을 통해 그의 허리통증이 대장기능의 저하가 주원인이라고 말하며 침과 한약치료를 병행하자고 했다. 그는 아침단식을 하며 치료를 열심히 받아 몇 년간이나 낫지 않던 허리가 말끔히 나았고 잦은 설사를 하던 증세가 멈췄다.

그 후에 그가 감사하다며 식사 초대를 했다. 나는 그와 식사를 하며 얼굴의 중요성을 강조하고 아침단식과 얼굴의 관계를 다시 한 번 설명해주었다. 그러자 그가 나에게 화장품을 선물해주었다. 나는 처음 화장품의 효과를 그리 믿지 않았다. 한데 그가 준 몽니스 화장품의 효과는 탁월했다. 천연성분으로 인체에 유해하지 않으면서도 내 얼굴의 검은 점을 말끔히 없앴다. 성형외과나 피부과에서도 제거할 수 없다는 검은 얼룩점을 없앤 것이다.

나는 그 화장품의 천연성분과 효과를 3개월간 실험과 검증을 하며 연구했다. 그 후에 비립종, 기미, 잡티, 피부트러블 등의 환자에게 권유하거나 치료를 했다. 결과는 대단히 만족스러웠다. 나의 의학적 지론인 얼굴 계기판을 위해 반드시 필요한 화장품의 기준에 적합하였고 치료제로도 효과가 있었기 때문이다.

아침단식이나 소식을 하면 얼굴은 아름다워지며 몸매는 날씬해진다. 그러나 얼굴의 피부는 다른 부위와 달리 24시간 노출되어 있고 이미 설명한 바와 같이 가장 많은 일을 한다. 그렇기 때문에 자연적인 개선만으로는 부족하다. 이미 형성된 기미나 잡티, 트러블 등을 제거할 때는 노력이 필요하며 천연성분으로 인체에 무해한 화장품을 선택하는 일도 그만큼 중요한 것이다.

4. 소식을 자연스럽게 하게 하는 식생활 개선책

과식 유전자를 몰아내자

예전에 우리 민족은 봄이 보릿고개를 넘어야 했다. 양식이 모자라 긴 겨울을 나기가 어려웠으므로 초근목피로 연명하며 늘 주린 배를 움켜쥐어야만 했다. 보릿고개가 우리 삶에서 사라진 건 1970년대 이후이다. 나는 초등학교 때 많은 친구들이 도시락을 먹지 못해 수돗물로 배를 채우는 것을 보았다. 시골에선 구호 식품인 옥수수빵의 배급도 있었던 시절의 이야기다. 굶주림은 불과 반세기 전에만 해도 있었다. 또 그에 대한 유전자의 기억은 우리 부모와 조부모 세대를 거슬러 그 훨씬 이전부터 있다.

오랜 진화 과정에서 인간의 유전자에는 포만감이 느껴질 때까지 먹고 싶다는 무의식적 욕망이 새겨져 있다. 먹을 것이 풍부해진 지금도 그 무의식적 욕망은 여전히 남아 있는 듯하다. 특히 세계에서 가장 많은 반찬수를 지닌 우리 민족의 식단을 보면 굶주림에 대한 유전자가 왕성한 것 같다.

왜 사람들은 건강에 해로운 줄 알면서도 왜 과식하게 될까?

우리민족이 과식을 하게 되는 이유

① 무의식 속에 보릿고개의 포만감을 추구하는 유전 인자가 내재되어 있다.

② 전통 한식의 다양하며 많은 메뉴로 인해 식사량이 늘어나기 쉽다.

③ '차린 것은 없지만 많이 드세요' 라는 양을 중시하는 식생활 문화가 있다.

④ 몸에 좋은 음식 정보가 넘쳐나면서 더욱 다양한 음식을 받아들이고 있다.

⑤ 입맛을 자극하는 각종 퓨전음식으로 음식섭취량이 점차 늘어나고 있다.

⑥ '아침은 황제같이 먹어라' 는 잘못된 정보가 과식을 포장하고 유발시킨다.

⑦ 푸짐한 아침식사는 음식관성의 법칙에 따라 점심과 저녁까지 포식하게 한다.

이와 같은 이유로 과식이 늘어남으로써 비만인구가 증가하고 성인병이 심각한 상태가 되고 있다. 비만으로 인한 대사증후군, 당뇨, 고혈압, 암 등의 난치병을 생각해보라. 당장이라도 과식 유전자의 사슬을 끊어야 한다. 가장 좋은 방법은 아침단식이다.

과식은 관성의 법칙을 지닌다. 예를 들면, 아침식사를 푸짐하게 하면 점심 때는 배가 더 고파진다. 아침식사의 소화촉진을 위해 위산을 비롯한 소화액 분비가 늘어났기 때문이다. 그 결과 저녁은 더욱 더 많이 섭취하게 되어 있다. 이러한 악순환의 연결고리가 계속 이어진다.

그러면 어떻게 해야 관성의 법칙이 깨어지고 과식유전자가 단절될까? 아침단식에 적응이 되면 관성의 법칙이 깨어지고 과식유전자가 끊어지는 것을 느낄 수 있다. 아침단식을 하면 점심은 오히려 가볍게 섭취해도 몸이 피로하지 않다. 또 저녁식사 역시 과식을 하지 않게 된다. 아침단식을 하면 하루 내내 음식섭취에 관한 관성의 법칙이 깨어지면서 과식유전자를 뿌리 뽑을 수 있는 것이다.

1일 권장 섭취 칼로리는 서양식 미신이다

인간은 체질에 따라 음식의 섭취량도 개인차가 많을 수밖에 없다. 마른 체형으로 짜장면 20그릇을 한꺼번에 먹고도 거뜬히 소화시키는 사람이 있는가 하면, 조금만 먹어도 배가 나오고 살이 찌는 사람이 있다. 그런데도 영양학에서는 우리가 하루에 섭취해야 할 칼로리를 일률적으로 권장하고 있다.

체질에 따라 필요한 칼로리가 각기 다른데도 서양의 영양학에서는 성인 남성의 평균적인 1일 섭취 열량을 2250~2300kcal로 설정하여 병원에서도 이 수치가 기준이 되고 있다. 그런데 왜 세계적인 장수촌 사람들은 하루 1200kcal 내외의 저칼로리식을 하고도 하루의 대부분을 노동을 하며 건강한 삶을 누릴까?

자가진단 체크 리스트

자료 : 한국건강관리협회

문 항	0~2일	3~5일	6~7일
규칙적인 시간에 세 끼 식사를 한다.			
식사량은 언제나 적당한 편이다.			
1일 2끼 이상 고기 · 생선 · 콩 · 두부 중 하나라도 섭취한다.			
녹황색 채소를 섭취한다.			
우유나 유제품을 먹는다.			
식물성 기름이 첨가된 음식을 섭취한다.			
과일이나 과일주스(무가당)를 섭취한다.			
해조류를 섭취한다.			
즐거운 마음으로 여유 있게 식사한다.			
매끼 골고루 식사를 하며 편식하지 않는다.			
아침 식사는 반드시 한다.			

문 항	예	가끔	아니오
매일 가공식품(라면 · 과자 등)을 먹는다.			
매일 한 끼 이상 외식을 한다.			
동물성 식품이나 콜레스테롤이 많은 음식을 먹는다.			
짠 음식(장아찌 · 젓갈) 등을 즐긴다.			
단 음식을 섭취한다.			
맵고 자극적인 음식을 즐겨 먹는다.			
패스트푸드를 즐겨 먹는다.			
카페인이 든 음료(커피 · 각종 차류)를 3회 이상 마신다.			
저녁 식사 후 자기 전에 간식을 먹는다.			
점수 계산법	×1점	×3점	×5점
❶ 체크된 항목의 개수를 세로로 세어 맨 아래에 적혀 있는 해당 점수를 곱한다. ❷ 세 점수를 합한 값이 자신의 식생활 자가진단 점수이다.			

80점 이상 : 대체로 양호함 | **60~70점** : 개선을 위한 노력이 필요함 | **60점 미만** : 개선이 절실히 요구됨

한 마디로 그 칼로리의 미신은 맞지 않다는 것을 반증한다. 중요한 것은 고칼로리가 아니라, 미네랄을 비롯한 영양균형이다. 산사의 고승들은 하루 섭취 열량 800kcal 이하로 수행을 하며 장수를 누린다.

그렇기 때문에 1일 권장 섭취 칼로리의 미신을 벗어버리고 체질에 맞는 식생활을 하는 것이 자연스럽다.

체질에 맞는 식생활 개선책

① 아침단식을 통해 소화와 흡수를 위한 몸과 마음의 대청소를 한다.

② 숙변, 노폐물, 독소 물질 등을 해소하여 영양의 흡수력을 높인다.

③ 몸과 마음이 가벼워지고 식사량이 줄어 들고 컨디션이 좋아진다.

④ 점심과 저녁식사를 여유롭게 하며 소화와 흡수가 잘 이루어진다.

⑤ 생야채를 생으로 먹고 생수를 마시며 자연식으로 균형식을 한다.

⑥ 소화 흡수력이 강화되면 필요한 1일 섭취 열량은 저절로 줄어든다.

이상의 과정으로 변화되면 식생활이 개선되며 구태여 1일 권장 칼로리를 계산할 필요가 없다.

서구의 식생활이 가져온 대표적인 폐단인 비만과 성인병 때문에 칼로리 계산법이 나왔다. 세계적인 장수촌을 비롯한 비 서구지역은 칼로리 계산을 한 적이 없다. 그런데도 비만과 성인병으로 골머리를 앓은 적이 없다.

나는 아침단식을 하는 환자들에게 서양식 1일 권장 열량을 염두에 두지 말라고 한다. 동물들이 칼로리 계산을 한 후에 먹이를 먹거나 장수촌 노인들이 칼로리 계산을 하며 밥을 먹겠는가. 식사는 편안한 마음으로 식사량의 60~70% 정도로 섭취하면 된다는 것이 동양의 장수학의 원리이다.

또 인체 생리는 영양부족으로 병에 걸리게 되면 체내의 생명력 유전자가 병을 치유하고 예방하기 위해 활성화된다. 그러나 과식으로 영양과잉이 되면 체내의 생명력 유전자가 활동을 하지 않는다. 이 인체생리에 역행하는 과식이나 잘못된 식생활로 병에 걸리는 확률이 훨씬 더 높고 위험한 것이다.

1일 권장 칼로리 계산의 또 다른 문제는 음식물을 단지 영양학적인 관점에서만 보고 있다는 점이다. 그들은 생채자연식의 경우 칼로리 개념을 뛰어넘은 미네랄을 비롯한 미량에너지가 있음을 간과한다. 산사에서 생활하는 스님들의 식단을 본 적이 있다면 이러한 서양식 칼로리 계산이 잘못된 것임을 알게 될 것이다.

스님들은 놀라울 정도로 적은 양의 음식을 섭취한다. 유명한 영양학자가 그들의 1일 열량을 계산해본 결과 900kcal 미만의 저칼로리 식단이었다고 한다. 그런데도 그들은 일반인보다 더 강한 생명력으로 수행 정진하고 있다. 따라서 생명 유지에 필요한 섭취량을 구태여 계산상의 수치에 맞출 필요는 없다. 자신에게 맞는 적절한 식사량을 찾고 이왕이면 소식으로 체내의 생명력을 높이는 것이 중요하다.

하루 2000kcal(하루 1끼, 600~800kcal) 이상을 섭취하여야 건강할까? 성인 하루 권장량은 2000~2500kcal로 지나치게 높다. 그중의 몇 %가 과연 소화되고 흡수될 것인가를 생각해야 한다. 자동차를 예로 들면, 운전대만 잡으면 액셀러레이터를 밟았다가 갑자기 브레이크를 밟는 습관이 있는 사람이 있다. 그러면 RPM(엔진으로 유입되는 가솔린의 양을 측정하는 계기판)은 춤을 춘다. 상당량의 가솔린이 불완전 연소되며 낭비가 된다. 반면에 자연스럽게 엑셀레이터와 브레이크를 조절하면 RPM이 안정되어 완전 연소로 가솔린 소모가 줄어든다. 식사량도 그와 같다. 무조건 많이 먹는다고 다 흡수되지는 않는다. 그와 같은 원리로 세계적인 장수촌을 기준으로 하면 1일 섭취 열량은 자연식으로 1000kcal~1500kcal 정도면 충분하다.

서양식 칼로리 계산의 냉짐은 그에 따른 식생활을 하고 있는 나라의 국민 체형과 질병 통계치를 보면 확연히 알 수 있다. 세계에서 최고로 의술이 발달한 나라이면서 환자 또한 최고로 많은 나라는 어디일까? 정답은 바로 미국이다. 유럽이나 고열량의 서양식 식사 패턴을 따르고 있는 나라들 또한 비만, 환자가 많기는 마찬가지다. 이는 생명력이 떨어지는 기름진 음식을 칼로리 필요량에 맞춰 먹다가 보니 인체가 필요로 하는 양보다 항상 많이 먹게 되므로 발생하는 결과이다. 이에 비해 건강과 장수를 자랑하는 장수촌은 어떠한가? 일본의 장수촌을 비롯한 세계적인 장수촌은 서양식 칼로리 계산법과는 동떨어진 저칼로리식을 한다. 고칼로리의 육류나 기름진 음식이 아닌 자연식에 가까운 소박한 식사는 인체의 생명력을 높여준다. 따라서 진실로 건강해지려면 아침단식으로 하며 자연식으로 식생활개선과 체질개선을 하여 내적인 생명력을 높이는 것이 최선의 건강법이라 할 것이다.

5. 즐거운 점심식사와 화려한 저녁식사를 위한 식품 선택

질이 높은 음식을 선택하고 식사 시간을 늘여라

아침단식과 소식을 권하면 영양결핍을 우려하는 이들이 많다. 당연히 그렇게 생각할 수 있고 가능성이 있다.

예를 들어, 가공식이나 인스턴트 식품으로 소식을 한다면 노폐물과 독소물질이 축적되며 영양결핍의 상태가 될 수 있을 것이다. 또 육류 중심으로만 소식을 해도 유사한 영양불균형이 될 수 있다. 아침단식과 소식을 한다는 것은 균형적 식단과 양질의 식자재와 충분한 식사시간이 반드시 필요하다.

평상시와 같은 음식을 양만 줄인다고 소식이 되는 것은 아니다, 양을 줄일 때는 상대적으로 질을 높이고 식사시간을 늘여서 흡수력을 최대한 높이는 것 바람직하다.

즐거운 점심식사와 화려한 저녁식사

즐거운 점심식사

16시간의 공복을 거쳐 점심식사를 하는 시간은 무척 즐겁다. 무슨 음식을 선택하더라도 저절로 즐거운 마음이 일어난다. '시장이 반찬이다'는 말이 실감이 된다. 그래서 점심을 최대한 즐겁게 할 수 있도록 자연식, 혹은 영양식으로 소화가 잘 되는 음식 메뉴를 섭취하는 것이 좋다. 아침 시간을 줄인 만큼 시간은 최소 30분이상을 여유롭게 맛을 음미하면서 최대한 천천히 오래오래 음식물을 씹으며 공복 후의 소화흡수가 잘 되도록 하는 것이 좋다.

화려한 저녁식사

저녁식사는 일과 후의 휴식과 긴 시간적 여유를 최대한 누리며 화려하게 하는 것이 좋다. 외식을 하거나 집밥을 먹거나 저녁 한 끼 먹는 시간을 행복하게 만드는 것이 좋다. 특히 저녁식사 시간은 소화흡수력이 가장 높기 때문에 최소 1시간 이상을 여유롭게 대화를 하거나 쉬어가며 하여야 한다. 음식 메뉴는 신선한 생야채와 육류를 섭취하는 것이 좋다. 저녁식사는 여유롭게 음식물을 더 오래 씹으며 다음날 오전 중의 에너지가 충분하게 축적될 수 있도록 하여야 한다.

흔히 저녁식사를 많이 하면 살이 찐다는 말은 아침식사를 할 때는 당연하다. 하지만 화려한 저녁식사를 한 후 아침단식을 하면 절대 살이 지지 않는다. 단, 저녁식사는 오후 6시에서 7시 30분 사이에 하는 것이 좋으며 저녁 9시 이후의 저녁식사는 가급적 하지 않는 것이 좋다. 또 식자재가 좋고 신선하지 않은 음식류를 과식하는 것은 좋지 않다. 아침단식을 한다는 것은, 양적인 식사에서 질적인 식사로 식생활 개선을 하는 것을 의미한다. 그리하여 아침단식을 할 수 없는 허약체질에서 아침단식을 자연스럽게 함으로써 건강체질로 체질개선을 하는 것이다.

단순한 식자재로 이뤄지는 영양균형의 식생활

음식은 입을 통해서 넘어가는 순간, 자신의 피와 살이 되고 존재가 된다. 소식이라고 해서 한때 유행했던 라보떼(라면 보통으로 떼움), 햄버거, 소시지 같은 것으로 대충 한 끼를 먹어서는 안 된다.

아침단식을 하며 점심식사와 저녁식사를 한다는 것은 삼시세끼 니를 먹는 것과 다른 영양균형의 식생활을 요구한다. 보통 아침단식을 하다보면 소식이 되며 때론 저녁 한끼 식사를 할 때도 있다. 그렇기 때문에 식품 선택을 신중하게 해야 한다. 영양의 균형을 위해 자연식 중심으로 식자재를 선택하고 음식의 질을 높이고 단순화하는 것이 반드시 필요하다.

단순한 식단과 영양균형의 식생활을 위한 메뉴

① 점심식사는 1찬 1요 반상이다. 반찬 1가지, 요리 1가지, 밥 한 공기이다.

② 저녁식사는 화려하게 야채와 과일, 반찬 1가지, 신선한 육류

혹은 생선류 요리, 밥 한공기이다.

③ 점심과 저녁식사를 양식, 일식, 중식, 이태리식 등으로 할 때도 기본은 단순한 식단으로 영양균형식이다.

④ 저녁식사는 두뇌활성화를 위한 영양식을 참고하여 청소년, 수험생을 위한 특별 메뉴를 준비한다.

⑤ 집에서 점심과 저녁식사를 할 때는 자연식으로 체질에 따라 산성 혹은 알칼리식품을 균형적으로 섭취한다.

⑥ 음식의 질을 높이기 위해 인터넷 검색으로 자연식에 대한 지식과 정보를 찾아보는 것이 바람직하다.

아침단식과 소식을 위해 섭취를 삼가야 할 식품

• 백설탕 : 금기시해야 할 식품 제1호다. 인스턴트 식품, 백설탕이 함유된 식품은 삼가는 것이 좋다.

• 정제염 : 유익한 미네랄 성분이 유실되어 있다. 미네랄이 함유된 좋은 소금을 섭취하는 것이 좋다.

• 흰 밀가루 : 유익한 성분이 다량 소실되고 표백제나 방부제 등의 위험성이 있어 삼가는 것이 좋다.

• 빙과류 : 차가운 냉기가 위와 장의 열을 내리기 때문에 아침단식과 소식의 효과를 떨어뜨리기 쉽다.

• 유가공품 : 가능한 섭취하지 않는 것이 좋다. 유기농축에 의한 육류를 소량으로 섭취하는 것이 좋다.

• 인공 조미료가 많이 첨가된 식품 : 화학적 가공이 아닌 천연식자재의 조미료를 사용하는 것이 좋다.

• 일반 식용유 : 사용하지 않는 것이 좋다. 참기름이나 들기름, 올리브 오일 등을 사용하는 것이 좋다.

식품은 인체의 유지와 구성에 중요한 역할을 담당하고 있기에 그만큼 선택에 신중을 기해야 한다. 그리고 아침단식과 소식 건강법의 성패는 에너지가 풍부한 자연 식품을 선택하느냐 아니냐에 달려 있음을 다시 한 번 강조하고 싶다.

두뇌의 활성화를 위한 영양학

아침단식을 위해 오전의 두뇌활성화를 위한 영양은 반드시 필요하다. 현대인은 육체노동보다 정신노동을 많이 하기 때문이다. 컴퓨터, 휴대폰을 비롯한 각종 기계문명은 두뇌기능이 이제 더 이상 학생, 수험생에만 중요한 것이 아니게 하였다. 모든 사람에게 두뇌의 활성화가 요구되며 두뇌영양학이 고려되는 것이 맞다. 그래서 아침단식을 위한 두뇌의 영양 성분의 섭취에 특별한 주의를 기울이는 것이 좋다.

또 각종 약품이나 식품의 남용, 환경오염 등 건강을 해치는 요소들을 최소화하여야 한다. 두뇌는 인체에서 흡수된 에너지 중에서 뇌 관문에서 엄선된 양질의 에너지를 사용한다. 그렇기 때문에 두뇌는 체내에 노폐물이나 독소 물질이 없는 자연식을 선호하고 비타민, 미네랄 등의 미량에너지의 균형을 절대적으로 필요로 한다.

따라서 거듭 강조하지만 아침단식과 소식을 생활화하여 뇌에 영양에너지를 양질의 식품으로 공급하는 것이 무엇보다 중요하다.

뇌의 기능을 활성화하는 식품

영양소별 함유	식 품	기 능
단백질 함유	달걀, 쇠고기, 돼지고기, 된장, 두부, 우유, 두유, 청국장, 콩, 생선, 치즈	기억력·사고력·집중력을 향상시킨다.
철분 함유	굴, 닭간, 대추, 쇠간, 쑥, 시금치, 육류의 내장, 잣, 포도, 홍합	뇌세포로 산소를 운반해 머리를 맑게 해준다.
칼슘 함유	깨, 두부, 멸치, 미역, 콩, 정어리, 호두	기억력 및 집중력을 향상시켜준다. 뇌세포의 흥분을 가라앉힌다.
DHA 및 불포화 지방산 함유	고등어, 꽁치, 정어리, 참치	뇌 기능을 강화해주고, 신경세포 기능을 유지해준다.
레시틴 함유	고등어, 달걀, 두유, 된장, 땅콩, 참기름, 청국장, 잣, 정어리, 비지, 콩, 호두	뇌세포와 신경세포의 주성분이 되며, 학습과 기억력, 운동과 감각 기능에 관여한다.
비타민 B 함유	콩, 우엉, 잣, 쌀눈, 냉이, 샐러리, 돼지고기, 쇠간, 토마토, 시금치, 호두, 쑥	뇌세포의 추진력을 증진시키고, 사고력을 향상시킨다. 뇌의 피로를 감소하고, 신경조직을 활성화한다.
비타민 C 함유	김, 당근, 레몬, 오렌지, 토마토	뇌혈관을 강화한다. 좌뇌와 우뇌의 정보 교환을 원활히 해주며, 스트레스를 완화시켜준다.
비타민 E 함유	달걀 노른자, 땅콩, 수수, 옥수수, 콩, 올리브 오일, 우유, 참깨, 현미, 호두, 참기름	뇌 속의 노폐물을 제거한다. 기억력을 향상시켜준다.

자연식이 건강을 이끈다

대부분의 사람들은 아마도 자신에게 맞는 최상의 건강식품이 무엇인지 궁금할 것이다. 이는 개인의 체질에 따라 다를 수밖에 없다. 산성식품이 부족한 체질도 있을 것이고 알칼리성 식품이 부족한 체질도 있을 것이다.

우리의 인체는 산성과 알칼리성이 조화를 이루어야 하는데, 혈액은 약알칼리를 유지하는 것이 좋다. 그러므로 산성식품과 알칼리성 식품을 구별할 줄 알고 자신의 체질에 맞는 식품을 골라 섭취하는 것이 중요하다.

현대인의 밥상에 오르는 식품들은 거의 산성 식품이 주류를 이루고 있다. 어린이들은 햄버거나 피자, 스파게티, 치즈 등을 밥보다 좋아하고 즐겨 먹는다. 김치나 각종 나물, 된장찌개 등이 중심이 된 전통 식단을 선호하는 아이는 손으로 꼽을 정도다.

이는 국민 건강 증진 차원에서 볼 때 매우 바람직하지 못한 현상이다. 나는 건강의 혁명은 전통식에 기반한 자연식에서 비롯된다고 믿는다. 즉 단백질·지방·탄수화물 등의 3대 영양소를 비타민·미네랄·효소 등의 성분이 살아 있는 자연식품을 통해 섭취하는 것이다.

또 이왕이면 알칼리 성분이 풍부해서 산성화된 인체를 정화시킬 수 있어야 한다. 그렇게 하자면 당연히 균형이 갖춰진 자연식 위주의 식사를 하는 것이 가장 바람직하다. 특히 아침단식을 하면 식사의 40% 정도는 반드시 싱싱한 채소와 과일로 섭취해 인체의 정화 작업을 지속시킬 필요가 있다.

대표적인 산성식품과 알칼리성 식품

산성 식품	알칼리성 식품
닭고기, 두부, 도미, 백미밥, 돼지고기, 달걀 노른자, 메밀, 문어, 버터, 김, 뱀장어, 땅콩, 빵류, 새우, 유부, 치즈, 잉어, 밀가루 음식, 미꾸라지, 장어, 아스파라거스, 오징어, 전복, 향신료, 식초, 참치, 청량음료, 쇠고기, 알코올음료(포도주는 제외)	가지, 감자, 강낭콩, 건포도, 고사리, 감, 고추, 녹차, 다시마, 대두, 무, 밤, 당근, 딸기, 달걀 흰자, 보리밥, 미역, 바나나(완전히 익은 것), 무청, 부추, 배, 사과, 상추, 생강, 송이버섯, 시금치, 수박, 쑥갓, 양배추, 양파, 연근, 오이, 옥수수, 우엉, 우유, 죽순, 커피, 토란, 토마토, 포도, 포도주, 현미밥, 호박, 팥, 홍차

　최상의 자연식으로 곡류, 야채류, 과일류 등은 체질에 맞는 종류로 식사량의 60%~70% 정도의 비율로 섭취하는 것이 좋다. 또한 단백질의 공급원으로 육류, 생선류 등도 식사량의 30% 정도의 비율로 매일 섭취하는 것이 바람직하다. 우리의 인체 내에서 단백질은 30% 정도를 차지하고 있는데 그 유지를 위해 필요한 것이다.

　그러나 지방은 가급적 섭취를 줄여야 한다. 육류 섭취 시 살코기만 먹는다 해도 필요한 양의 지방질을 충분히 얻을 수 있기 때문이다. 그리고 식사량의 나머지 30%는 탄수화물에서 얻는 것이 좋다. 다만 체질적으로 약간의 변동이 있을 수 있으며 성인병이나 암, 만성질환에 걸렸을 경우에는 자연식의 비율을 80~100%까지 올리는 것이 바람직할 것이다.

⑭ 녹황색 채소의 놀라운 힘

녹황색 채소류인 케일 · 당근 · 시금치 등의 식이성 섬유질이 위암을 비롯한 기타 암세포의 증식을 억제한다는 사실이 부산대 식품영양학과 연구팀에 의해 밝혀졌다. 연구팀에 따르면 녹황색 채소에서 섬유질을 추출하여 일본 암연구소에 들여온 인체의 위암세포 AZ 521을 실험실에서 배양한 후 항암 효과를 조사한 결과 케일의 수용성 식이섬유가 위암세포에 대한 증식 억제 효과가 가장 큰 것으로 나타났다.

식이섬유는 인체 소화관에 있는 산과 효소에 의해서도 소화되지 않는 물질로 수용성 및 불수용성으로 나눠진다. 연구팀에 따르면 일반적으로 동물성 지방 섭취를 많이 하면 결장 · 직장 · 췌장 · 담낭 · 자궁 · 유방암 · 전립선암등의 발병률이 높아지는데, 식이섬유질이 체내에서 암 발생의 방어 역할을 한다고 밝혔다.

이 밖에도 발암 물질인 아플라톡신 · 퀴론린 · 피리도 등과 식이성 섬유와의 관계를 연구하여 케일 등 녹황색 채소의 식이섬유가 아플라톡신의 돌연변이 유발성을 90% 정도 억제함을 증명했다.

최근 외국의 경우에는 식이섬유를 섭취했을 경우에 유방암 발생률을 50%까지 줄일 수 있다고 보고 하루 28g 이상의 섬유질을 섭취할 것을 권장하고 있다. 미국식품의약국(FDA)의 권장량은 하루 20~30g이다.

또한 당근·호박 등 녹황색 채소는 우리 몸속에서 항산화제 역할을 한다. 노화와 질병의 원인인 활성산소의 활동을 저지하는 것이 바로 항산화 물질이다. 항산화 물질은 활성산소의 공격으로부터 몸을 지키는 인체의 파수꾼이다. 주요 녹황색 채소의 항산화 물질은 다음과 같다.

- **당근** 당근에 함유되어 있는 항산화 비타민은 베타카로틴이 8.2mg, 비타민 C가 4mg, 비타민 E가 0.5mg이다. 오렌지색이 짙은 것일수록 베타카로틴도 풍부하다. 붉은 기운이 강한 당근은 같은 항산화 물질인 리코펜도 많이 함유하고 있다.

- **토마토** 토마토에 포함되어 있는 항산화 비타민은 베타카로틴이 0.4mg, 비타민 C가 15mg, 비타민 E가 0.9mg 이외에 항산화 성분인 리코펜이 풍부하다. 리코펜은 빨간 색소에 포함되어 있으며 날것으로 먹는 것보다 가열해서 먹을 때 흡수율이 높아진다.

- **호박** 늙은 호박에 포함되어 있는 항산화 비타민은 베타카로틴이 4mg, 비타민 C가 43mg, 비타민 E가 5.1mg 정도다. 이외에 호박의 노란 색소에는 α-크립도크산틴, 베티그럽도크산틴, 제어키산틴 등 많은 종류의 항산화 물질이 포함되어 있다.

- **시금치** 시금치에 포함되어 있는 항산화 비타민은 베타카로틴이 4.2mg, 비타민 C의 경우 여름 것은 20mg, 겨울 것은 60mg, 비타민 E가 2.1mg 정도다. 이외에 혈액을 깨끗하게 만들어 주는 작용을 하는 엽록소도 많다.

• **피망** 피망에 포함되어 있는 항산화 비타민(괄호 안의 수치는 붉은 피망의 함유량)은 베타카로틴이 0.4mg(1.1mg), 비타민 C가 76mg(170mg), 비타민 E가 0.8mg(4.3mg)이다. 붉은 피망의 경우 함유량이 훨씬 많다. 이외에 피망 냄새의 근원이 되는 피라진이라는 성분에는 혈액을 깨끗하게 하는 효과가 있다.

녹황색 채소의 주요 작용

① 항산화 작용을 한다.

② 콜레스테롤 수치를 낮춘다.

③ 혈액을 깨끗하게 한다.

④ 혈압은 낮춘다.

⑤ 동맥경화를 방지한다.

⑥ 감염증의 예방에 효과가 있다.

⑦ 저항력을 높인다.

⑧ 변비의 예방 및 개선 효과가 있다.

⑨ 암의 예방 및 진행을 억제한다.

⒂ 아침단식은 혼자서 할 수 있는 최상의 체질개선법

수많은 자연건강법 중에서 혼자서 할 수 있는 것이 몇 가지나 될까? 아마도 그 대다수가 조력자나 전문가의 도움을 필요로 할 것이다.

반면 아침단식은 혼자서도 충분히 할 수 있다. 나 역시 처음부터 혼자서 실행했고 다른 사람에게도 그렇게 권한다. 실제로 수많은 자연치유법 중에서 최소의 시간과 노력으로 최대의 효과를 거둘 수 있는 것이 단식요법이기 때문이다. 그러나 대다수 사람들은 혼자서 단식하는 것에 대해 거부감을 나타낸다.

그들은 대개 무작정 굶기만 하면 단식이 되는 줄 안다. 하지만 무작정 굶는 것은 누구나 힘들다. 그것도 혼자서 며칠간의 단식을 견디려면 십중팔구 중간에 포기하게 된다. 나는 단식을 시도하려는 사람들에게 처음부터 무리하게 기간을 길게 잡지 말라고 충고한다. 처음부터 무리하게 일주일, 혹은 열흘을 혼자서 감당하기란 쉽지 않다. 자신이 감당할 수 있는 가벼운 단식부터 시작하는 것이 좋다.

그렇기 때문에 아침과 점심 사이의 간격인 4~5시간의 아침단식은 매우 쉽다. 누구나 할 수 있고 부담을 느끼지 않아도 된다. 누군가의 도움을 받지 않아도 될 만큼 가벼운 마음으로 시작할 수 있다. 아침단식은 그러한 점에서 최고로 좋은 요법이다. 혼자서도 쉽게 할 수 있는 최상의 단식요법이라 할 수 있다.

체질의학의 섭생법과 아침단식의 원리

체질의학은 우리나라가 자랑할 만한 진정한 우리의 것, 우리만의 의학이다.

서양의학에서 히포크라테스의 4체질론이나 중국의 황제내경에 오태인체질론이 있었지만, 임상의학으로 완성된 것은 세계에서 유일하게 한국의 체질의학뿐이다. 동무 이제마 선생의 사상의학의 시발점으로 체질의학은 대단한 임상의학적 발전을 하고 있다. 체질의학에서 특기할만한 사실은 모든 병의 원인과 치료를 섭생(음식과 생활습관)으로 보는 관점이다.

동·서의학사에서 보면 수없이 많은 병의 원인을 찾고 치료방법을 찾았지만 섭생(음식과 생활습관)을 주창한 것은 거의 20세기 이후이다. 하지만 사상의학에서는 거의 2세기나 앞선 18세기 후반에 그러한 의론을 제기했고 임상의학적 치료효과를 도출했다. 참으로 대단한 일이다. 실제로 현재 섭생(음식과 생활습관)의 변화가 치료효과가 있다는 것은 거의 상식이다. 과식과 폭식이 비만, 대사증후군을 비롯한 당뇨, 고혈압 등의 성인병을 유발한다는 것을 모르는 사람이 없다. 이러한 체질의학의 섭생법과 아침단식의 원리는 치료원리가 일맥상통한다.

사상의학을 세분화하고 과학화한 28체질의학의 원리로 보면, 소화기관의 해독과 공복효과를 통한 아침단식의 효과가 탁월하다는 것을 알 수 있다. 세계 최고의 장수국인 일본에서 단식과 소식의 이론과 책들이 무더기로 쏟아져 나왔지만, 그들은 체계적인 원리가 없다. 그들이 즐겨 인용하는 니시의학(자연의학)은 여러 가지 자연 의학적 상식으로 대체의학의 원리이다.

그러나 28체질의학은 서양의학과 한의학, 자연의학의 원리가 적용되어 있는 임상의학적 체계가 갖춰져 있다. 체질에 따른 음식 섭취와 운동, 약재에 이르기까지 매우 세분화되고 과학화되어 있다. 그렇기 때문에 아침단식의 원리는 한 사람의 체질에 따른 소화기관의 기능에 따라 체질개선법으로 뚜렷한 효과가 있다. 체질에 따른 소화기관의 기능은 엄격하게 차이가 난다.

예를 들면, 대개의 비만형 체질은 이런 말을 한다.

"나는 조금 먹는데도 살이 찝니다."

반면에 마른형 체질은 이렇게 말한다.

"나는 엄청나게 많이 먹는데도 살이 찌지 않습니다."

이러한 체질적 차이를 어떻게 설명할 것인가? 한국의 체질의학에서만 소화기의 '소화흡수력'과 '대사기능에 따른 기초 대사량'의 차이를 설명할 수 있다.

비만형과 마른형 체질의 두 가지 원인

비만형의 체질 – 양체질로 조금 먹는데도 살이 찐다.

① 왕성한 '소화흡수력'

② 대사기능의 저하로 체내 노폐물과 독소, 수분의 문제로 기초 대사량이 낮다.

마른형의 체질 – 음체질로 엄청나게 먹는데도 살이 안 찐다.

① 약한 '소화흡수력'

② 대사기능이 항진으로 체내영양소의 과다한 배출의 문제로 기초 대사량이 높다.

이러한 차이를 체질의학에서는 명확히 알 수 있으며, 그에 따른 음체질과 양체질의 체질개선을 할 수 있다. 실제 체질의학의 핵심은 소화기관이 중심이기 때문에 그러한 불균형을 해소할 수 있는 것이다.

아침단식으로 알 수 있는 체질의 상태와 체질개선

사람의 위장이 일생 동안 받아들이는 음식물의 양은 대략 어느 정도일까? 아마 잘 상상이 되지 않을 것이다. 놀랍게도 70살을 기준으로 할 때 위장이 일생 동안 받아들이는 음식의 양은 약 15톤 정도라고 한다.

인간의 체중과 위장의 크기로 볼 때 이는 실로 엄청난 양이다. 그런데도 사람들은 위장에게 휴식을 주려고 하지 않는다. 따라서 아침단식으로 인체에 진정한 휴식을 주며 체질개선을 하는 것은 반드시 필요한 자연요법이다.

실제 아침단식을 쉽게 적응하며 꾸준히 하는 사람은 체질개선이 되어 있다. 아침의 해독과 공복효과를 통한 장기의 휴식과 각종 호르몬, 유전자의 활성화를 통해 체질개선이 되는 것이다. 반면에 아침단식을 어렵게 생각하거나 할 수 없는 사람은 체질개선이 안 되어 있는 상태이다.

만약 아침단식을 하기 힘들어하는 사람이 아침식사를 하지 않고 느끼던 배고픔, 허기, 무기력증, 현기증, 두통 등의 증세를 극복하면 그 자체가 체질개선이 되는 과정이다. 아침단식으로 체질의 상태를 알 수 있고 체질개선을 할 수 있는 것이다.

따라서 몸의 대청소를 하며 소화기관과 해독기관을 강화시키는 것 자체가 아침단식의 최대 효과인 체질개선임을 되새겨 보는 것이 바람직할 것이다.

무엇이든 물어보세요
아침단식 Q&A

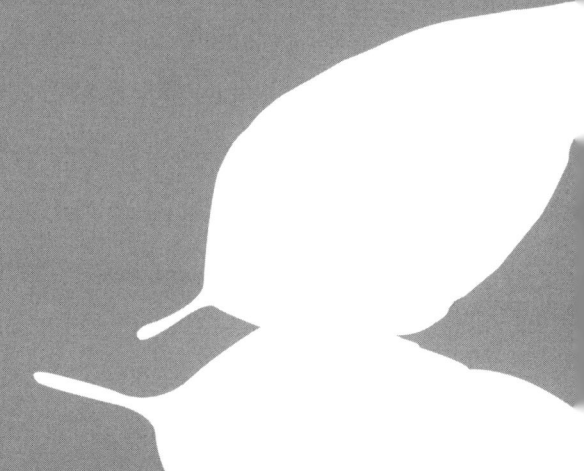

1. 무엇이든 물어보세요. 아침단식 Q&A

아침단식의 시작

Q 아침단식을 하려고 하니 너무나 두렵습니다. 위험하지는 않습니까?

A 대부분 사람들은 아침단식이라고 하면 배고픔의 고통을 먼저 떠올립니다. 하지만 배고픔은 생체의 반응이지 절대적 요구는 아닙니다. 아침단식은 체내 영양의 균형을 잡아주고 체질을 개선시키는 가장 안전한 자연면역 치유법입니다. 조금도 두려워할 필요가 없고 전혀 위험하지 않습니다.

Q 아침단식 중에 유동식이나 생식을 해도 괜찮나요?

A 적응기 동안에 유동식이나 생식을 병행해도 상관없습니다. 또한 단식의 효과가 반감되지도 않습니다. 소화흡수력이 약하고 대사기능이 항진된 체질은 유동식이나 생식을 통해서 서서히 적응하는 것이 좋습니다.

Q 아침단식은 일상생활에 무리를 주지 않나요?

A 아침단식은 일상적인 생활을 하면서 자연스럽게 할 수 있도록 프로그램 되어 있습니다. 단식은 구태여 고통을 무릅쓰면서까지 할 필요는 없습니다. 억지로 참아가면서 무리하게 감행하는 단식은 실패할 확률이 높을 뿐만 아니라 단식의 부작용으로 몸을 망치게 되는 경우도 있습니다.

Q 아침단식 중에는 위장을 비롯한 체내의 장기에 이상이 안 생깁니까?

A 아침단식은 큰 부작용을 수반하지 않는 자연치유력 강화법입니다. 위장을 비롯한 체내의 손상도 없으며 단지 새로운 체질개선의 과정으로 공복감이나 허기, 불안감 등이 동반될 수는 있습니다.

아침단식의 과정

Q 아침단식 후에는 식습관을 바꿔야 하나요?

A 아침단식을 강조하는 이유는 세 가지가 있습니다. 첫째는 아침단식의 효과로 인체를 해독하고 공복효과를 통해서 몸의 기능을 활성화시키는 것입니다. 둘째는 아침단식이 식생활 개선의 전환점을 마련해 준다는 것입니다. 셋째는 아침단식 후에는 체질개선이 이뤄지며 자연히 소식하는 습관이 형성됩니다.

Q 아침단식으로 뇌의 에너지 공급에 문제가 발생하지는 않나요?

A 뇌의 에너지원은 포도당입니다. 그러나 뇌는 자체에 당분을 저장할 수 없기 때문에 혈액 속의 포도당인 글루코오스에 의지하고 있습니다. 그런데 아침단식으로 혈액 속의 포도당이 부족해지면 간과 근육에 비축되어 있던 글리코겐이 분해되어 글루코오스로 전환됨으로써 혈당치를 계속 유지할 수 있게 됩니다. 또한 오전의 에너지는 저녁식사로 비축되어 있어 뇌에 공급되는 에너지가 부족해질 수 없습니다. 특히 쌀밥을 주식으로 하는 한국인의 경우 포도

당 과잉이므로 뇌의 에너지공급에는 전혀 문제가 발생하지 않습니다.

Q 아침단식을 하면 두뇌의 기능이 향상된다는 것이 사실인가요?

A 아침단식을 하면 인체의 에너지대사가 안정됩니다. 내장의 소화 작용에 에너지를 뺏기는 일이 없어지므로 뇌로 공급되는 혈류의 양이 많아져 머리가 맑아지는 느낌과 함께 두뇌의 기능이 향상될 수 있습니다. 따라서 창의력이나 집중력, 기억력 등이 향상될 수 있으니 특히 수험생들에게 아주 좋은 건강법이라 할 수 있지요.

Q 면역성이 약한 사람이 아침단식을 하면 오히려 질병이 악화될 수도 있나요?

A 아침단식은 자연치유력을 높여 면역성을 높이는 체질개선이기 때문에 질병이 악화되는 경우는 없습니다. 오히려 건강해질 수 있습니다. 면역성이 강화되기 때문에 질병이 치유되는 것입니다. 다만 심각한 질병이 있는 사람이 아침단식을 할 경우에는 전문가의 지도 아래 그 질병에 맞는 방법을 적용하는 것이 중요합니다.

아침단식 중의 특이사항

Q 아이가 비만이어서 아침단식을 시키고 싶은데 성장에 방해가 되지는 않을까요?

A 지나친 비만이야말로 오히려 아이의 성장을 방해합니다. 아

침단식으로 인체 에너지를 적절히 안배하는 것이 아이들의 성장에 도움이 됩니다. 아침단식은 장기단식이 아니므로 성장에 방해가 되지 않습니다. 아침단식은 해독과 공복효과로 햄버거 각종 인스턴트 식품에 중독되어 있는 아이들의 미각을 자연식으로 돌아오게 함으로써 그릇된 식습관을 교정할 수 있습니다. 따라서 심각한 비만이거나 식습관이 잘못되어 있는 아이들은 반드시 아침단식을 할 필요가 있습니다.

Q 몸이 마른 사람이 아침단식을 하면 체중이 너무 빠지지 않을까요?

A 몸이 마른 사람에게는 소화흡수력을 높이고 기초대사량을 안정시키는 효과가 있습니다. 대개 마른 사람들은 인체의 영양 흡수율이 낮은 편인데 아침단식은 몸을 해독함으로써 에너지 흡수력을 강화해줍니다. 또한 기초대사량을 안정시킴으로써 오히려 체중이 증가할 수 있습니다. 또 아침단식을 하는 중에 일정한 체중감소가 일어날 수 있지만 다시 회복되어 정상적인 체중으로 체질개선이 됩니다.

Q 아침단식을 하면 수면 시간이 짧아진다는 것이 사실인가요?

A 아침단식을 하면 체내의 노폐물과 독소가 줄어듭니다. 그래서 활성산소의 양이 적어지고 탄산가스의 양 또한 줄어들어 짧은 시간의 수면으로도 충분한 휴식을 취할 수 있습니다. 이 같은 효과는 아침단식을 생활화하면 누구나 느낄 수 있습니다. 특히 수험생

에게 아침단식을 권하는 이유는 수면 시간이 줄어들 뿐만 아니라 머리가 맑아지면서 두뇌 기능이 향상되는 효과도 기대할 수 있기 때문입니다.

Q 심한 비만 때문에 아침단식을 하려는데, 다이어트 효과가 지속적으로 유지될 수 있나요?

A 아침단식은 단기간에 억지로 무리하게 살을 빼는 다이어트법이 아닙니다. 몸에 무리를 주지 않으면서 체중을 빼므로 다이어트 후의 요요현상을 걱정하지 않아도 됩니다. 또한 아침단식을 하게 되면 자연스럽게 소식하는 식습관이 형성되므로 정상적인 체중 유지가 가능합니다.

아침단식의 먹거리

Q 아침단식을 하는 중에 점심과 저녁, 저녁과 아침 사이엔 간식을 섭취해도 괜찮은 건가요?

A 아침단식은 점심과 저녁, 저녁과 아침 사이엔 간식을 섭취하지 않는 것이 원칙입니다. 그러나 체질에 따라서 '소화흡수력'이 약하고 에너지소모가 심한 체질은 간식을 섭취해도 됩니다. 단 저녁식사 이후의 간식은 섭취하지 않아야 합니다. 저녁과 그 다음날 점심식사 사이의 16시간 공복효과가 절감되기 때문입니다.

Q 아침단식을 하는 중에 저녁식사는 과식을 해도 문제는 없나요?

A 저녁식사는 화려하게 야채와 과일, 육류, 생선 등의 영양식을 하여야 합니다. 과식은 가능한 하지 않는 것이 원칙입니다. 저녁식사 시간을 1시간 이상 길게 잡으면 저절로 과식이 되지 않습니다. 과식보다는 질높은 음식을 즐기며 천천히 오래 씹으며 대화가 많은 식사가 좋습니다. 단, 아침단식을 하며 점심단식까지 겸할 때는 저녁식사를 폭식하지 않고 천천히 오래 씹으며 과식해도 괜찮습니다.

Q 아침단식의 단순한 식단으로 영양결핍의 문제는 없을까요?

A 단순한 식단은 신선한 야채, 과일, 해초류, 육류, 생선의 질 높은 식자재를 의미합니다. 만약 평소 음식을 양만 줄이거나 단순하게 섭취하면 영양결핍의 위험성이 있습니다. 인터넷검색을 통해서 혹은 저자와의 상담을 통해서 질 높은 식자재를 알아보고 선택하시는 것이 도움이 됩니다.

Q 체질에 따라서 식사량이 다르고 가족의 식성이 다른 것은 어떻게 해야 합니까?

A 체질에 따라 식사량은 다르기 때문에 평소 식사량을 기준으로 질을 높이고 양을 줄이면 됩니다. 또 가족의 식성이 다르다는 것은 단순한 식단으로 하시면 별 문제가 없습니다. 다양한 반찬과 요리를 줄이는 대신 가족의 식성에 따른 단순한 식단을 준비하는 것이 훨씬 더 간편하고 건강에 도움이 됩니다.

아침단식과 운동

Q 평소 운동을 좋아하는데 아침단식 중에는 운동량을 줄여야 하나요?

A 운동선수 혹은 운동 매니아는 운동이 삶의 한 부분입니다. 운동량을 줄이지 말고 운동에 소모되는 에너지만큼 충분한 점심과 저녁식사를 하면서 그대로 하시면 됩니다.

Q 아침단식을 하며 더욱 효과적인 운동은 어떤 것이고 운동을 어느 정도로 하는 것이 좋은가요?

A 아침단식을 하며 하는 운동과 평소의 운동은 구별할 필요가 없습니다. 평소에 하던 그대로 하면 됩니다. 아침단식의 전과 후는 전혀 다르지 않습니다. 특별히 운동을 좋아하지 않는다면, 과격한 운동이나 규칙적 운동에 집착하지 말고 하루 1시간 전후의 침대운동과 워킹운동, 샤워운동을 하는 것으로도 충분합니다.

아침단식과 성격, 질병치료의 관계

Q 아침단식이 성격 교정이나 나쁜 버릇을 없애는 데도 도움이 되나요?

A 물론입니다. 아침단식을 하면 정신적인 면에서 많은 변화가 일어납니다. 나쁜 성격이 교정되기도 하고 우울증이나 소심증 등의 성격장애도 치유됩니다. 체내에 축적되어 있던 노폐물이나 독소 물질들이 깨끗이 청소됨으로써 인체뿐만 아니라 마음도 정화되는 효과를 얻게 됩니다.

또 번번이 금연에 실패한 분 중에 아침단식으로써 쉽게 금연에 성공하는 경우도 많습니다.

Q 간장병을 비롯해 여러 가지 합병증의 치료에도 도움이 되나요?

A 아침단식은 체내의 독소와 노폐물을 제거하고 자연치유력을 극대화함으로 각종 질병의 치유에 도움이 됩니다. 인체의 중심을 가르고 흐르는 소화기관이라는 거대한 강물이 정화되면 모든 병은 점진적인 치료효과가 나타납니다. 다만 특정 질병에 따라 적용되는 음식, 식품, 한방 해독약차 등의 요법이 다르므로 책 뒤의 부록을 참조하기 바랍니다.

Q 아침단식을 하려면 특별히 정신력이 강해야 합니까?

A 특별히 정신력이 필요한 것은 아닙니다. 체질에 따라 소화기관과 두뇌의 에너지편차는 있지만, 자신과의 약속을 지키려는 마음자세가 확고하다면 쉽게 적응할 수 있습니다. 체질개선을 하겠다는 결심만 힌디민 둔다면 누구나 성공적으로 해낼 수 있습니다. 따라서 쉽고 즐거우며 편안한 마음으로 접근해 보기 바랍니다.

부록

아침단식으로
치유 효과가 높은 질병과
식이요법

2. 아침단식으로 치유 효과가 높은 질병과 식이요법

보통 사람에게 있어 아침단식은 일상적으로 하는 것이므로 단지 라이프스타일의 선택과 변화이다.

그러나 병약한 사람을 위한 아침단식은 체질개선을 하는 자세를 지니는 것이 필요하다. 체질에 따른 몸 상태, 음식, 상황 등에 따라 적용 방법을 달리하고 효과적으로 해야 하기 때문이다. 특히 만성질환이 있으면 아침단식은 음식, 식품, 약 등을 겸하는 것이 효과적이다.

기본적으로 자연식으로 식자재의 질을 높이며 질병 치료에 효과가 있는 식품을 선택해 섭취하며 치료를 받는 것이 좋다. 또 병약한 사람의 경우엔 기능이 약화된 장기에 따라 그에 맞는 식품으로 그 기능을 북돋워줄 필요가 있다.

나는 질병이 있는 사람에게는 아침단식 기간 중에 섭취해야 할 식품의 종류를 반드시 숙지할 것을 권한다. 실제로 내부 장기를 치료하는 가장 효과적인 방법은 음식의 재료가 되는 식품의 올바른 선택에 있다 해도 과언이 아니다.

1. 간장병 식이요법

[간염]

- **딸기** 비타민과 미네랄을 보충해주어 피로회복에 좋다.
- **구기자 수프, 동물의 간, 로열젤리** 현기증이 일어나고 쉽게 피로를 느끼는 간혈부족증에 좋다.
- **토마토** 셀레늄 성분이 함유되어 있어 B형 간염을 예방하며 간 기능을 개선한다.
- **표고버섯, 무, 감, 미나리, 수박, 식용 국화** 음주와 흡연이 심하고 비만인 사람에게 나타나는 발열, 변비, 귀울림 증세에 효과가 있다.
- **금귤, 귤 대추, 녹두** 정신적 스트레스에서 오는 속쓰림, 불면, 구토 증세에 효과가 좋다.
- **시금치** 철분과 엽산 성분이 많이 함유되어 있어 보혈 작용을 하며 혈액을 맑게 하여 간 기능을 개선하는 효과가 있다.
- **현미, 녹두, 대추** 끓여 먹으면 몸의 컨디션을 좋게 한다.
- **은어, 해삼, 자라** 간경변에 효과가 좋다.
- **풋콩** 간 기능을 강화해주며 간장 보호 효과가 있다.
- **바지락** 양질의 단백질과 피를 만드는 B2, B12, 칼륨, 칼슘이 풍부하여 간 기능을 향상시키고 숙취에도 좋다. 호박과 냉이를 함께 먹으면 효과가 증대된다.
- **배** 간의 염증으로 인한 황달에 좋다. 감기, 편도선염, 기침, 가래, 당뇨병, 더위 먹은 증세에 좋다.
- **녹두 + 대추** 녹두는 몸의 열을 내려주고 해독과 이뇨, 해열, 갈증 해소에 효과가 있다. 간경변으로 인해 복수가 찰 때는 녹두 30g, 대추 20g에 물을 2컵을 붓고 물이 반으로 줄어들 때까지 끓여 싱겁게 간한 다음 하루 2회씩 마신다.
- **순무 달인 물** 간장의 기능을 높인다.

- **양배추** 간 해독작용이 있어 간 기능을 개선한다. 간 기능 저하나 음주 후 숙취 해소에도 효과가 있다.
- **복숭아** 묵은 피를 몰아내고 간장의 기능을 활발하게 한다. 숙취로 인한 갈증, 간장병으로 복수가 찰 때 좋다. 몸이 찬 사람은 과식을 피한다.
- **자두, 레몬** 혈액을 맑게 하고 간 기능을 조절하는 효과가 있다.
- **꼬투리 강낭콩** 지방간을 억제하며 항알레르기 효능이 있어 간 기능을 개선한다.

[간경변]
- **영지버섯** 혈액 속의 산소를 운반하고 신진대사를 촉진시키며 세포를 재생시키는 작용이 강하다.
- **게** 간 기능을 강화하는 타우린 성분이 많이 함유되어 있다.
- **조개** 간 기능의 회복을 돕는다.
- **달개비** 배에 물이 차거나 몸이 붓는데 효과가 있다.

[담석증]
- **사과, 배, 당근** 담석증에 좋은 과일이다.
- **대두** 레시틴이 많이 함유하고 있는 콩류는 담즙산의 북비를 촉진하므로 담석증에 특히 좋다.
- **아몬드** 콜레스테롤을 배출시키는 성분이 있어 혈액을 정화하므로 담석증을 예방하는 효과가 있다.
- **매실차** 통증 완화에 도움이 된다. 매실에는 담즙의 분비를 촉진시키고 담낭을 수축하게 하는 성분이 있다. 특히 담즙의 분비를 촉진하는데는 오매(烏梅, 덜 익은 푸른 매실의 껍질을 멋겨 짚불 연기에 그슬려서 말린 것)가 큰 효력을 발휘한다.
- **옥수수수염** 담낭의 기능을 돕고 담즙의 분비를 촉진시키며 혈액 속의 지방량을 줄이는 효과가 있다.

- **수양버들** 담의 결석을 녹인다. 수양버들은 이뇨 작용과 완화 작용을 하는 성분 외에도 타닌을 포함하고 있어 담의 결석을 녹여주고 황달에도 효과가 있다. 어린 싹을 6~7월경에 채취한다.
- **삶은 고구마** 담석증을 예방한다. 식물성 섬유가 감자의 2배나 들어있어 담석증의 발작 원인이 되는 변비를 다스리고 비만증에도 도움을 준다. 하루 200g 정도로 제한한다.
- **양파** 담의 결석을 예방·치료하는 효과가 있다. 특히 육식을 즐겨 혈액이 산성화되어 있는 사람은 생양파를 자주 먹는 것이 좋다.

[황달]
- **식초에 절인 배** 배를 며칠 식초에 담가 절여 먹으면 황달에 좋다.
- **미꾸라지** 이뇨·해독 작용이 있어 황달과 숙취에 좋다. 간 기능 회복에 이용 가치가 높다.
- **사철쑥** 잎과 줄기, 꽃에 이뇨와 해독 작용이 있어 발열성 활달에 좋다.
- **사과 꿀즙** 사과 1개를 강판에 갈아 꿀을 타서 한 번에 모두, 하루 5회 먹는다.
- **논우렁 술, 미나리 달인 물, 생미나리즙** 황달에 매우 효과가 있다.

2. 위병 식이요법

[위염]
- **감자 생즙** 위의 염증을 진정시킨다.
- **알로에 생즙** 만성 위염에 효과가 있으나 성질이 차고 완화제이므로 설사를 자주 하거나 속이 냉한 사람은 주의해야 한다.
- **무즙** 위궤양이나 위염을 예방하고 소화를 돕고 통증을 없애며, 위장의 더부룩함을 해소한다.
- **쑥, 생강 달인 물** 설사를 멈추게 한다.

- **토란** 점액질 속에 위벽이나 장벽을 보호하며 소화를 촉진하는 성분이 있어 위염에 효과가 좋다.
- **사과, 토마토 주스** 과음으로 인한 위염에 좋다.
- **구운 마늘** 급성 위염 증세에 좋다.
- **생강, 무화과, 우유** 위염에 효과가 좋다.
- **양배추** 위염이나 궤양을 예방하는 효과가 있으며 숙취 해소에 도움이 된다.
- **당근** 즙으로 마시면 베타카로틴이 풍부하여 만성 위염에 위 점막을 복구하는 효과가 있다.

[위하수]
- **탱자** 물에 끓여 하루 3번 식후에 마시면 위하수에 효과가 좋다.
- **현미** 근육과 뼈를 튼튼하게 하며 신진대사를 왕성하게 하여 위하수에 효과가 있다.
- **율무** 위를 튼튼하게 하여 위하수에 효과가 있다.
- **고구마** 위장을 따뜻하게 하고 위의 기능을 강화하는 효과가 있다.
- **대추** 위장의 다양한 이상을 치유하며, 병약한 위의 기능을 강화하는 효과가 있다.
- **감자** 위장을 튼튼하게 하고 기를 강화하며, 신진대사 작용을 촉진하는 효과가 있다.
- **산초** 물에 진하게 달여서 식사 전 공복에 하루 3번 마시면 위장을 튼튼하게 하는 효과가 있다.

[위궤양·소화불량]
- **구운 감자** 위벽을 튼튼하게 해준다. 감자에는 가열해도 파괴되지 않는 비타민 C와 칼슘, 칼륨 등이 풍부하여 위와 12지장의 점막을 튼튼하게 해준다.

- **호박죽** 오래된 궤양에 효과가 있다.
- **감자** 손상된 점막을 회복시키는 성분이 함유되어 있어 위궤양 예방에 효과가 있다.
- **양배추즙** 위의 점막을 재생시켜 준다. 양배추에는 위나 12지장의 헐어버린 점막을 재생시켜주고 궤양 치료에 효과가 있는 비타민 K와 U가 많이 들어 있다.
- **무화과 가루** 소화를 촉진하고 궤양 증세를 가라앉힌다.
- **파인애플, 파파야** 단백질을 분해하는 성분이 함유되어 있어 속이 더부룩하거나 소화불량이 심한 체질에 매우 효과가 있다.
- **참마** 끈적거리는 점액질이 점막을 회복시키는 작용을 하여 위궤양 예방 효과가 있다.
- **무** 소화효소가 함유되어 있어 소화를 촉진하는 효과가 있다.
- **파래가루** 궤양을 예방 치료한다.
- **토란** 점액질 속에 위벽이나 장벽을 보호하여 점막의 손상을 막고 위궤양 예방 효과가 있다.
- **녹차, 홍차** 장기의 점막을 보호해준다. 녹차와 홍차의 떫은맛을 내는 타닌 성분은 장 속의 해로운 독소로부터 점막을 보호하고 소화를 돕는 작용을 한다.
- **순채** 미끈미끈한 성분 중에 위벽을 보호하는 효능이 있다.
- **연근** 가벼운 지혈 작용을 해 궤양으로 인한 출혈을 막아준다.
- **순무** 소화효소를 다량 함유하고 있어 소화촉진에 좋고 속이 더부룩한 증세를 개선해준다.
- **생강** 위액의 분비를 촉진시켜 소화흡수에 효과가 있다.

3. 대장병 식이요법

- **차조기차** 정장 작용을 하고 염증을 가라앉힌다.

- **이질풀 달인 물** 항균 작용이 뛰어나다.
- **오매 달인 물** 만성 설사에 잘 듣는다.
- **산사 열매 달인 물** 만성 장염에 좋다.
- **도토리** 설사를 멈추게 하는 작용이 강하며, 대장염에 효과가 좋다.
- **현미 수프** 설사할 때 주식으로 먹으면 좋다.
- **녹차** 장의 염증을 가라앉힌다.
- **갈근탕, 반숙 달걀, 사과** 설사가 났을 때 먹는다.
- **파의 흰 줄기** 몸이 차서 설사하는 증세에 도움이 된다.
- **배추** 섬유질이 풍부하여 정장 작용을 하며 특히 과민성 대장염에 효과가 있다.
- **바나나** 설사가 있고 난 후의 회복에 좋다. 현미죽과 같이 먹으면 효과적이다.
- **요구르트** 특히 락토바실루스 아시도필러스 균주는 설사에 좋으며 사과 요구르트가 효과적이다.
- **이온 음료 + 사과 주스** 설사가 계속될 때 수시로 마셔 수분과 전해질을 보충하도록 한다. 시판되는 이온 음료와 사과 주스를 섞으면 설사 환자의 경구 전해질 보충액과 거의 비슷한 성분 조성을 가진 훌륭한 조제가 된다. 설사가 위험한 것은 수분과 전해질의 손상이므로 수분과 전해질의 보충은 중요하다.

4. 신장병 식이요법

- **셀러리** 이뇨작용을 한다.
- **당근** 셀러리와 함께 주스로 먹으면 빈혈에 도움이 되며 신경장애를 치료한다.
- **수박** 부기를 가라앉히는 특효약이며 신장의 기능을 활발하게 하고 요독증을 예방하는 작용이 있다. 그 밖에 몸이 자주 붓거나 신장염으로 열이 나고 소변이 잘 나오지 않는 사람에게도 좋다.

- **옥수수수염 달인 물** 만성 신장염에 약효가 뛰어나다. 이뇨 작용이 있고 부기를 가라앉힌다.
- **쌀보리팥죽** 이뇨 작용으로 부기를 가라앉힌다. 단, 설탕이나 감미료는 사용하지 않는 것이 좋다.
- **팥** 급성 신장염에 효능이 있다.
- **검은콩** 이뇨 작용이 있고, 신장을 강화시킨다.
- **율무, 질경이** 달여서 탕즙으로 마시면 이뇨 작용을 하고 신장 기능을 좋게 한다.
- **강낭콩 달인 물** 혈압을 내려준다.
- **구운 식용 달팽이** 신장의 기능을 돕는다.
- **가물치** 비늘을 제거하지 않고 끓여서 먹거나, 회를 쳐서 빈 속에 먹으면 신장염에 대단히 효과가 좋다.
- **녹두, 오이, 감** 이뇨 작용이 있어 신장병에 효과가 있다. 오이와 감은 몸을 차게 하므로 과식은 피한다.
- **크린베리 주스** 이뇨 효과가 뛰어나고 체내의 수분 환경을 순조롭게 한다. 방광 및 신장 장애에 좋다.

5. 고혈압 식이요법

- **칼륨 함유 식품** 칼륨이 부족하면 혈압이 상승한다. 칼륨을 1일 2g 보충하면 혈압 조절에 크게 도움이 된다. 칼륨이 많은 식품은 바나나 · 오렌지 · 사과 · 감자 · 토마토 · 복숭아 · 살구 · 다시마 · 해조류 등이다. 나트륨과 칼륨은 서로 균형을 이루고 있는데 나트륨에 대한 칼륨의 비율이 높을수록 혈압이 낮다.
- **마그네슘 함유 식품** 소맥배아 · 대두 · 밀기울 · 우엉 · 팥 · 미역 · 다시마 · 견과류 · 무화과 · 녹황색 야채 등에 풍부하다. 마그네슘은 평활근 수축에 대한 강력한 억제 작용을 해 혈관을 확장시켜줄 수 있

다. 눈꺼풀이 떨리는 경우는 마그네슘 결핍 때문일 수 있다. 이때에도 마그네슘을 함유한 식품이 도움이 된다.

- **생선류, EPA** 오메가-3 지방산은 수축기, 이완기 혈압을 약 9㎜Hg 정도 낮춘다.
- **콩류** 콩 속의 구아르 검이라는 수용성 섬유질이 콜레스테롤과 지방의 흡수를 제한한다.
- **감즙** 감의 떫은맛을 내는 타닌이라는 성분은 혈압을 내리는 작용을 한다. 잎에도 타닌 성분이 함유되어 있다.
- **귤** 혈압을 내리는 작용을 해 고혈압을 예방하는 효과가 있다.
- **쑥갓 생즙** 흥분을 가라앉히고 혈압을 내려준다. 쑥갓에는 모세혈관을 넓히고 혈압을 내려주는 마그네슘 성분이 풍부하다. 한방에서는 그 독특한 쓴맛이 심장의 활동을 돕는다고 한다.
- **표고버섯** 혈압을 내리게 하는 성분이 있어 고혈압 예방에 좋다.
- **토란** 고혈압 예방의 효과가 있다.
- **마늘** 혈압을 낮추는 성분이 함유되어 있어 1일 4g 정도 상복하면 고혈압 예방 효과가 있다. 단 위궤양이나 위염 등 위장 질환이 있는 사람은 자극이 있으므로 생마늘은 피하는 것이 좋다.
- **붉은잎 상추** 고혈압을 예방하는 효과가 있다.
- **푸른잎 상추** 비타민과 미네랄 성분이 풍부하여 고혈압 예방 효과가 높다.
- **신선초** 칼륨 성분이 풍부해 혈압 강하 작용을 한다.
- **토마토** 모세혈관을 강화해 고혈압을 예방하는 효과가 있다.
- **다시마** 고혈압 예방 효과가 있는 성분이 함유되어 있고, 끈적거리는 점액질 성분이 혈압을 내린다.
- **미역** 칼륨 성분이 많이 함유되어 있어 혈압을 내리는 작용을 하며 고혈압에 효과가 있다.
- **당근·우유 주스** 고혈압을 촉진시키는 변비가 있을 때 당근은 비타

민 A 결핍으로 인한 만성피로, 눈의 건조, 거친 살결 등에 효과가 있는 것 외에 혈압을 내려주는 역할을 한다. 고혈압에는 100g 정도를 생즙으로 만들어 하루 3번 마시고 변비에는 꿀, 우유를 넣어 주스로 만들어 마시면 효과가 있다.

- **셀러리즙** 혈압을 내리고 경련을 진정시키며 이뇨 · 정혈 등의 작용이 있어 한방에서 널리 이용되어왔다. 특히 본태성 고혈압에 효과가 뛰어나다.
- **수송나물** 칼륨 성분이 풍부해 고혈압 개선에 효과가 뛰어나다.
- **감자** 고혈압 예방에 효과가 있다.
- **다시마 가루** 성인병을 예방한다.
- **양파 달인 물** 혈압을 내리고 동맥경화를 예방한다. 양파는 육류의 과다 섭취로 인한 콜레스테롤을 저하시키는데 뛰어난 효과를 보인다. 약용으로 사용할 때는 담홍색으로 건조된 겉껍질을 달여 마신다. 하루의 분량은 겉껍질 5g 정도에 3컵의 물을 붓고 반으로 줄 때까지 달여 찌꺼기는 걷어내고 3번에 걸쳐 나누어 마신다. 매끼 식사후에 따뜻하게 데워 마시는 게 효과가 있다.
- **가지** 몸의 열을 식히는 작용으로 다혈질 체질이나 고혈압 증세에 효과가 좋다.
- **팥** 칼륨 성분이 많이 함유되어 있어 나트륨 배설 효과가 있으므로 고혈압 예방에 좋다.
- **삶은 완두콩 즙** 이뇨 작용으로 염분대사를 돕는다. 완두콩에는 콜레스테롤 대사에 관여하는 콜린이라는 비타민이 들어 있는데, 우리 몸에 콜린이 부족하면 간에 지방이 쌓이게 되어 간경변을 일으킨다. 그 밖에도 혈액의 흐름을 좋게 하고 이뇨 작용을 도와주므로 고혈압과 심장병에 효과가 있다.
- **바나나, 자두, 복숭아** 칼륨 성분이 함유되어 있어 고혈압 예방 효과가 있다.

- **사과** 사과 속의 펙틴라는 수용성 섬유질은 콜레스테롤 지방의 흡수를 제한한다.

6. 비만증 식이요법

- **곤약** 배변을 좋게 한다.
- **동아 조림** 변비가 있는 비만에 좋다. 고유의 맛이 없으므로 맛이나 향이 좋은 생선과 채소를 같이 넣고 국물로 맛을 내거나 조림, 국, 찜 등에 넣어 먹는다.
- **양파 달인 물** 육식을 즐기는 사람이 섭취하면 혈중 콜레스테롤 수치도 낮추고 체중도 줄여 준다.
- **율무** 노폐물의 배출을 도와준다.
- **호박** 이뇨 작용으로 노폐물을 배출시켜준다.
- **칡차** 열을 내려주어 적절히 땀이 나도록 한다. 식욕을 억제하는데 도움을 준다.
- **팥 삶은 물** 이뇨 효과가 뛰어나다. 심장병, 각기병 등 부기가 있는 증세에 특히 좋다.
- **보이차, 철관음차** 지방을 분해한다.
- **명아주 잎 달인 물** 콜레스테롤을 억제하여 비만을 예방한다.
- **메주콩 조림** 레시틴이나 리놀레산이 콜레스테롤을 분해하고 사포닌이 지방 흡수를 억제하고 지방 세포의 크기를 작게 하는 효과가 있다.
- **팽이버섯** 지질·당질의 대사를 촉진하여 비만 예방에 효과가 있다.
- **보리 음료** 열기를 식혀주어 도움이 된다.
- **사과** 변비로 인한 비만을 해소한다. 장에 쌓인 숙변이나 체내에 불필요한 수분을 몸 밖으로 배설시켜 비만을 해소한다. 특히 장의 연동운동을 활발히 해주는 식물성 섬유가 풍부하게 들어 있어 위장 기능

이 약하거나 변비가 있는 사람에게 좋다.

- **콩나물** 칼로리가 낮아 비만에 효과가 크다.
- **동아 율무 수프, 팥 율무차** 이뇨 작용이 뛰어나다. 물살을 빼준다.

7. 당뇨병 식이요법

- **칡뿌리** 당뇨로 인한 갈증에 효과가 있고, 달여서 먹거나 생으로 즙을 만들어 먹으면 매우 좋다.
- **연근** 생으로 즙을 내어 꿀과 함께 마시면 당뇨로 인한 갈증에 매우 효과가 좋다.
- **배** 갈증 해소에 매우 효과가 좋다.
- **굴** 알코올로 인한 갈증을 해소하며, 생강과 식초를 넣어서 날것으로 먹으면 당뇨에 좋다.
- **진주조개** 당뇨로 인한 갈증을 멎게 하며, 삶아서 먹거나 생으로 생강과 식초를 넣어 먹어도 좋다.
- **우렁이** 당뇨로 인한 갈증으로 오줌이 잦아지는 증세를 해소한다.
- **오미자** 단물을 만들어 먹거나 환약을 만들어 먹어도 진액이 생기며 갈증이 멎는다.
- **홍시** 갈증을 멎게 한다.
- **배추** 당뇨로 인한 갈증에 효과가 뛰어나며 즙을 내어 먹어도 좋다.
- **우유** 당뇨로 인한 갈증에 좋다. 그냥 마시거나 죽으로 먹어도 좋다.
- **좁쌀 씻은 물** 갈증을 멎게 하는 효과가 크다. 자주 먹는 것이 좋다.
- **찹쌀** 당뇨로 인한 갈증에 매우 좋다.
- **모시조개 수프** 당뇨병으로 인한 갈증을 해소한다. 된장찌개나 탕으로 끓일 때는 싱겁게 간하고 피로가 느껴질 때는 강장 효과가 있는 부추를 넣어 수프로 만들어 먹는다. 미나리와 함께 넣어 요리하면 고혈압 증세가 있는 당뇨병 환자에게 특히 좋다.

- **두릅나무 뿌리껍질 달인 물** 혈당을 내려주는 효과가 있다. 봄철 싹이 나기 전의 뿌리를 캐서 껍질 50g에 물 2컵을 반을 붓고 달여 반이 될 때 불은 끈다. 이것을 하루에 다 먹는다.
- **시금치 수프** 비타민 A를 공급해주고 갈증을 해소한다.
- **완두콩 수프** 사포닌 성분이 비만을 예방한다. 콩의 사포닌 성분이 장의 융모가 커지는 것을 억제시켜주므로(융모가 커지면 음식의 흡수능력이 향상되어 비만을 일으킨다) 혈당치가 높아져 발생하는 당뇨를 예방, 치료한다.
- **대두** 수용성 섬유질 중의 하나인 구아검이 많아 당뇨병 환자에게 가장 좋은 식품에 속한다. 수용성 섬유질은 단당의 흡수를 지연시킨다. 미국 당뇨병협회는 1일 구아검 15~30g 정도를 권장하고 있다.
- **사과** 수용성 섬유질인 펙틴이 많다. 단, 과당에 의해 혈당이 상승할 수 있으므로 다른 음식을 줄이는 식으로 조절한다.
- **맥주효모** 칼륨과 크롬 성분이 풍부하여 인슐린의 합성, 분비를 촉진시키고 인슐린 작용도 원활하게 해준다. 맥주효모는 혈당을 정상에 가깝게 조절해주어 꼭 필요한 영양보조식품이다.
- **양파와 마늘** 혈당을 내려주는 효과가 있다.

8. 심장병 식이요법

- **차전자피** 나쁜 콜레스테롤인 LDL을 감소시킨다.
- **양파, 마늘, 채소, 생선** 혈중 콜레스테롤을 낮추어주므로 관상동맥에 죽 같은 노폐물이 쌓이는 죽상경화 또는 고지혈증의 발생을 예방한다.
- **난유** 달걀의 노른자위만을 취해 약한 불에서 볶아 얻은 기름이다. 난유에는 레시틴과 리놀산 등의 불포화지방산이 함유되어 있다. 레시틴은 담즙산 대사를 촉진하며 소장에서 콜레스테롤의 흡수를

어느 정도 감소시킨다. 가슴이 울렁거리는 증세에 특효이며 인체의
혈액과 체액을 보충하는 작용이 강하다.

- **굴껍질 수프** 굴에는 타우린이라는 떫은맛을 내는 아미노산이 풍부
하게 들어 있어 심장의 이상 흥분 증세를 진정시키고 혈전을 예방하
는 작용을 한다.
- **돼지 염통** 심장이 약한 사람에게 좋다.
- **셀러리** 혈액을 맑게 하는 항혈전 효과가 있어 심장병의 예방에 효
과가 있다.
- **표고버섯 분말** 혈액을 진정시키고 발작을 예방한다.
- **녹즙** 혈압을 내려준다. 연한 감잎 5장에 당근 · 쑥 · 질경이를 조금
씩 넣고 벌꿀과 현미식초를 1큰술씩 섞은 다음 물 2컵을 부어 믹서
에 간다. 이렇게 만들어진 녹즙을 아침, 저녁으로 꾸준하게 1컵씩
마신다. 배추, 미나리, 셀러리 등을 함께 넣으면 더욱 좋다.
- **토마토, 감자수프** 지방의 소화를 돕는다.
- **메밀국수 삶은 물, 귤** 혈관을 튼튼하게 해준다.
- **닭가슴살 찜** 양질의 단백질을 보충해준다.
- **마늘, 참마, 쑥, 연밥, 구운 김**

9. 변비증 식이요법

- **당근, 사과즙** 식물성 섬유인 펙틴이 많이 들어 있어 장벽을 보호해
주므로 설사 증세에 좋다. 장의 활동을 돕고 배변을 촉진시킨다.
- **검은깨 죽** 양질의 단백질과 지방질, 미네랄을 풍부하게 함유하고
있다. 곱게 갈아 현미와 함께 먹는다.
- **실파** 식물성 섬유의 함유량이 많고, 대부분이 불용성 섬유 성분이
기 때문에 변비 개선에 특히 좋다.
- **팥** 식물성 섬유질이 풍부하여 변비 개선에 효과가 있다.

- **옥수수** 식물성 섬유의 대부분이 불용성 섬유로 변비 개선에 효과가 매우 좋다.
- **호두차** 습관성 변비에 좋다.
- **고구마** 식물성 섬유가 많고 가스 발생을 쉽게 해주므로 변비 개선에 효과가 있다.
- **콩나물, 풋콩, 아몬드** 식물성 섬유질이 많아 변비에 효과가 있다.
- **양배추, 신선초** 식물성 섬유질이 많아 변비에 효과가 좋다.
- **우엉** 식물성 섬유가 죽순이나 옥수수보다 풍부하게 함유되어 있어, 유산균의 활동을 활발하게 하여 변비에 대단히 효과가 좋다. 흔히 우엉은 노폐물을 청소하는 대표적인 식품으로 꼽힌다.
- **감자 생즙** 숙변을 없애준다. 변비 때문에 장 속에 오래 머물러 있는 숙변은 고혈압이나 냉증, 생리통, 비만 등의 원인이 된다. 감자 생즙을 하루 2회 공복에 마신다.
- **알로에 달인 물** 알로에는 하제로서 장벽에 자극을 주어 장의 연동운동과 배변을 촉진시킨다. 자극이 강한 하제이므로 임신 중이나 월경중인 사람은 삼간다. 몸이 약한 사람은 복통을 느낄 수 있다.
- **강낭콩** 콩류 중에서 섬유질을 가장 많이 함유하고 있어 변비 개선에 효과가 크다.
- **무화과** 식물성 섬유를 많이 함유하여 변비 개선에 효과가 있다.
- **순무, 토란** 식물성 섬유가 풍부하여 변비 개선의 효과가 있다.
- **목이버섯, 팽이버섯** 식물성 섬유를 많이 함유하여 변비 개선에 효능이 뛰어나다.
- **미역** 식물성 섬유가 많고 피부를 윤택하게 하는 알긴산도 풍부하다. 변비 개선에 효과가 있다.
- **현미, 두부 및 콩제품, 당근, 사과, 자두, 귤, 파인애플, 키위, 복숭아** 장의 운동을 활발하게 하는 식물성 섬유가 많다.
- **늙은 호박, 밤, 바나나, 메주** 가스 발생을 쉽게 해준다.

[숙변 및 수독]

- **콩 삶은 물** 마시면 발이 붓는 증상이 즉시 해소된다. 장에 남아 있는 숙변이 나가면 피로가 사라지고 몸도 가벼워진다. 수독이 염려되거나 소변보는 횟수가 적고 양이 적어 고민되는 증상에 매우 효과가 좋다.
- **비지** 숙변 및 수독을 몰아낸다. 다이어트 효과도 있고 빈혈, 냉증까지 개선된다.
- **현미** 심한 숙변을 개선함으로써 규칙적이며 부드러운 배변을 볼 수 있게 한다. 두통도 해소한다.
- **알로에** 대장운동을 활발하게 하여 숙변을 몰아내는데 효과적이다. 단, 속이 너무 냉한 경우는 피하는 것이 좋고 임산부는 금해야 한다.

10. 피부미용 식이요법

[여드름을 치유하는 식품]
- 당근, 무, 양배추, 토마토, 감자, 상추, 다시마, 대구, 오징어, 두부, 콩, 팥, 식물성 기름, 가자미, 표고버섯, 미역, 쑥갓, 조개, 보리, 귤, 율무, 녹차, 알로에

[기미, 검버섯 예방 식품]
- 완두콩, 산딸기, 귤, 누에, 녹두, 살구씨, 식초, 감, 자두, 호두, 오이, 율무

[잔주름 예방 식품]
- 어패류, 콩, 녹황색 채소, 배아, 식물성 기름, 미나리, 과일, 종실류, 홍화차

[과민성 피부에 좋은 식품]

• 무, 양배추, 셀러리, 당근, 쑥갓, 시금치, 해조류, 콩, 파슬리, 당근

[머리카락을 보호하는 식품]

• 납작보리, 콩, 전갱이, 새우젓, 붕장어, 팥, 달걀, 치즈, 닭간, 쇠고기, 쇠간, 해조류 탈모 방지

• 달걀, 치즈, 쇠고기, 대합, 귤, 시금치, 당근, 깨, 콩, 차조기, 다시마, 딸기 백발 예방

11. 동안 만들기에 효과적인 식품

• **참깨** 세포 노화를 방지하는 성분이 다량 함유되어 있어 노화 방지 효과가 있다.

• **잣** 옛날부터 불로장생의 묘약으로 알려져 있을 정도로 노화 방지 효과가 뛰어나다.

• **포도** 자양강장에 좋고 혈액을 보강하며 노화 방지 효과가 뛰어나다.

• **영지버섯** 세포 재생과 노화를 촉진하는 과산화물의 과잉 축적을 막는 작용으로 노화방지에 효과가 있다.

• **호두** 원기 회복에 좋으며 노화 방지의 효과가 있다.

• **대추** 오래 먹으면 몸이 가벼워지고 장수하며 노화 방지의 효과가 뛰어나다.

• **요구르트** 우유를 통해 살아 있는 미생물로 발효시키기 때문에 노화 방지에 효과가 뛰어나다.

• **꽁치** 피부 노화뿐 아니라 두뇌의 노화도 막아준다.

• **멸치** 노화 현상인 뼈의 약화를 예방하는 효과가 있다.

• **땅콩** 단백질과 비타민 함유량이 풍부해 노화 방지의 효과가 있다.

• **닭고기** 피부 노화와 탈모 예방에 좋다.

• **염소고기** 세포의 노화를 방지하는 효과가 있다.